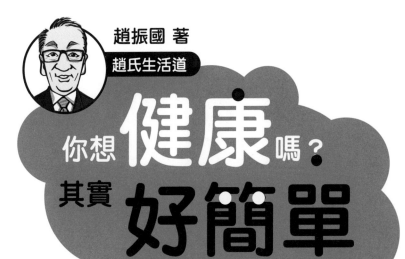

趙振國 著

趙氏生活道

你想 **健康** 嗎？
其實 **好簡單**

萬里機構

為趙振國題詞

養生智慧
造福人群

高永文 GBS, JP

前香港食物及衞生局局長
前香港中西醫結合學會會長
前香港防癌會主席

健康，很簡單

原來世界可以是一個簡單的世界。

愛很簡單、笑很簡單、快樂很簡單、幸福和健康都很簡單！趙大哥是個活潑、好學、永遠停不下來的開心快活人！

他懂美容、美髮、養生，看着趙大哥送來的小書打稿《你想健康嗎？其實好簡單》，用「簡單」來啟示衣食住行：有好的生活規律，就可以開心勝治療。

可愛的漫畫，簡化了的文字，一讀就笑，一笑就明，一目了然！

原來聽音樂，可以選擇一些正向能量的歌，心裏會長出花，音樂就成了心靈的仙丹。

到山上每日走走，和大自然的花花草草打一個招呼，吸一口清新的空氣，不是比健身室裏冰冷的運動器材更親切，較呼吸那些夾着汗味的濁氣來得健康嗎？

健康的冷知識，原來也可以簡單的文字來表達，不用論文式的引經據典。

人生，簡單一點，幸福多一點，快樂多一點，健康也會多一點！

米雪

　　60 歲生日那天，在香港會議展覽中心邀請來自世界各地 1,200 多位朋友與我祝壽。當我高興地在台上致詞的時候，突然想起，我還能健康地活多久？於是便開始尋找養生方案。

　　先後拜師請教瑜伽老師、道家老師、佛家老師，又閱讀世界各地大量的養生與健康書籍，發現他們都講得有道理，可是有些書講得太專業而看不懂，或看了卻難以入腦和吸收；有些雖然看得懂但在現實生活裏卻做不到，或很難堅持每天都做。在寫書過程中也接受了很多朋友的意見，發現真正能學到並堅持做到的人不多，包括我自己。

　　所以我把容易做到的事項慢慢養成一大習慣，這就是本書中我所整合的生活之道 —— 趙氏生活道。由於現代人不太習慣花時間看書，所以改為以有趣的漫畫來表達，希望讀者喜歡，並能落實書中的提議。

　　祝大家健康，長生不老，少看醫生！

趙振國

2020 年冬

目錄

今天，很多人的生活方式不大正確，

令我們的身體不太健康。

我們約只有 5% 的人是真正健康，

5% 的人生病，

而 90% 的人是處於亞健康的狀況，

原因正是我們沒有正確的生活方式。

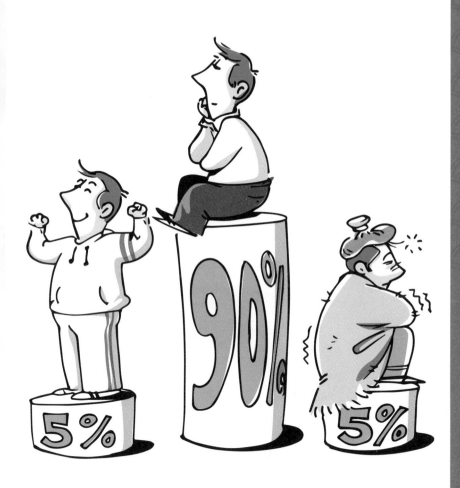

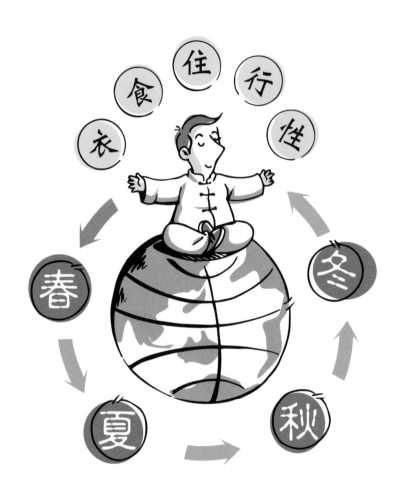

中國、印度等古人多以天人合一為養生的目標，
就是說我們不能違背自然定律，而應根據
四季的變化及處在地球的位置
而建立一套生活之道。

你想健康嗎？其實好簡單

衣

衣服該是這樣穿

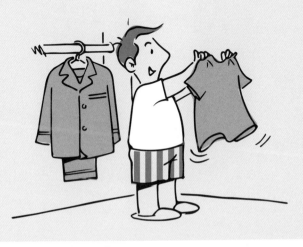

穿衣服的目的是為了保暖，
我們 80% 的病是傷風，
傷風的原因是邪氣從後頸、
肚皮與腳部入侵我們的身體。

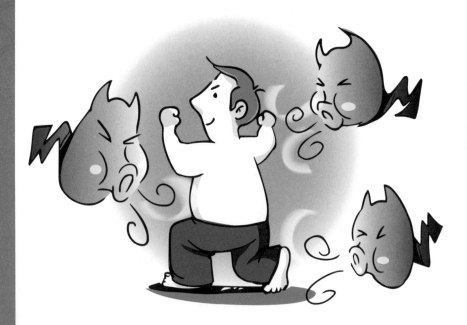

你想健康嗎？其實好簡單

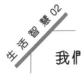

我們恤衫的領、西裝的領都是
雙層的，以便頸部保溫。

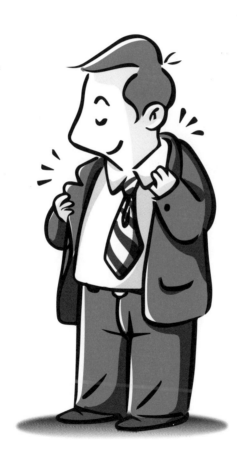

衣：衣服該是這樣穿

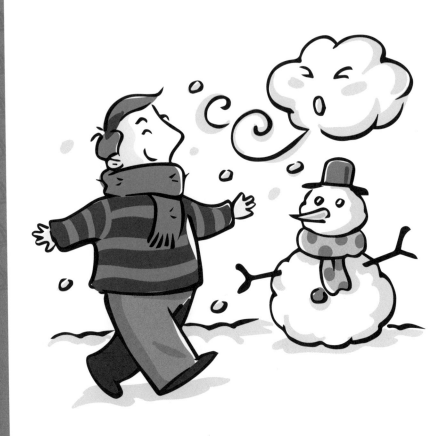

冬天我們用圍巾，亦是為了
保護頸部不受寒風入侵。

你想健康嗎？其實好簡單

我們腳上要穿襪，
因為要保護腳部不受冷。

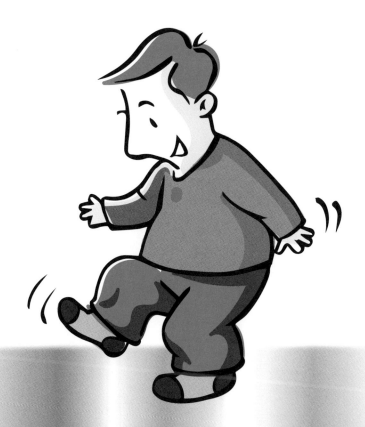

衣：衣服該是這樣穿

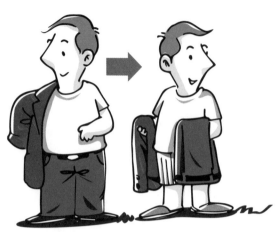

季節更衣之原則：

春天天氣轉暖，當要脫掉厚衣服的時候，

要先脫上衣後脫下衣，

秋天當天氣轉涼的時候，先穿下衣後穿上衣。

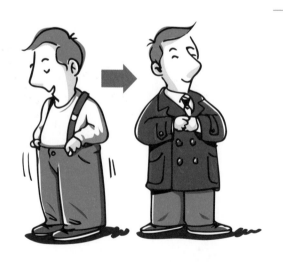

你想健康嗎？其實好簡單

我們重要的器官都是在下半身，
大部分的肌肉亦在下半身，
所以保持下半身不受冷是很重要的。

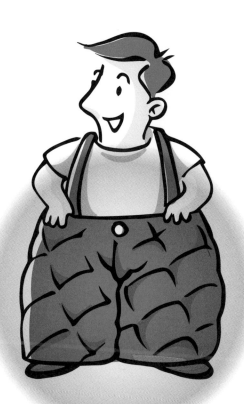

衣：衣服該是這樣穿

衣料

夏天要穿麻與棉的,冬天要穿棉與絨的,

就是盡量要穿天然原料做的衣服。

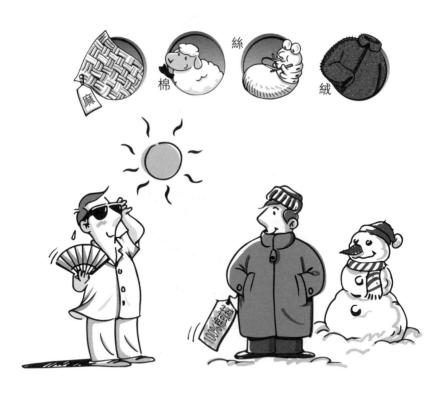

你想健康嗎?其實好簡單

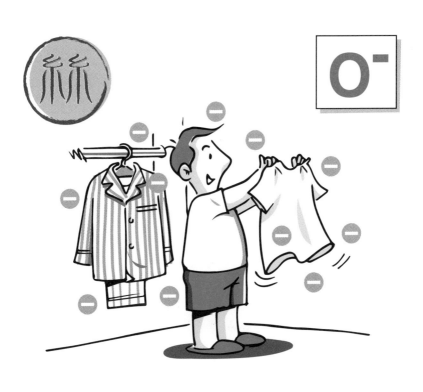

生活智慧 08

如經濟許可的話，
最好穿絲質的內衣與睡衣，
特別是內衣。

衣：衣服該是這樣穿

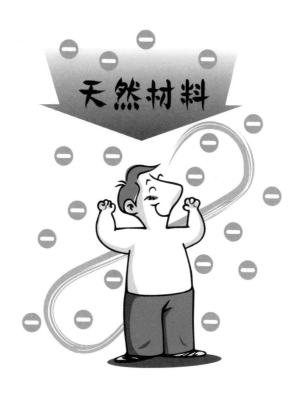

天然材料

因為天然原料會產生負離子，
負離子會促進微血管的血液循環，
特別是真絲的。

你想健康嗎？其實好簡單

可是為了令天然材料更加美觀，
部分材料由化工原料加工而成，
這樣便減低了它們原有的功能。

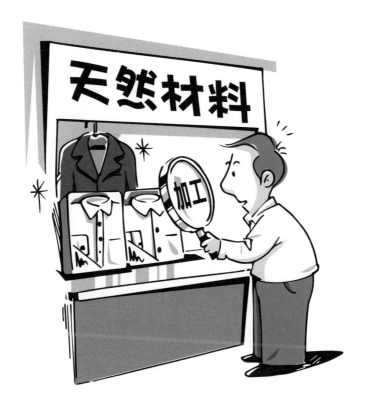

衣：衣服該是這樣穿

襪子方面，最好穿棉的五趾襪，
因為我們的皮膚會排毒，
而其中排毒量最大的在腳趾彎，
所以在這些地方必須有
棉和絲等材料把這些毒吸走。

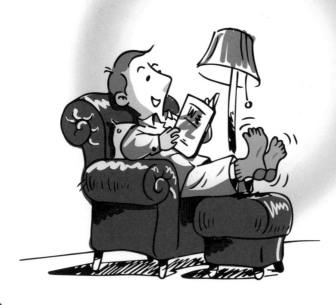

你想健康嗎？其實好簡單

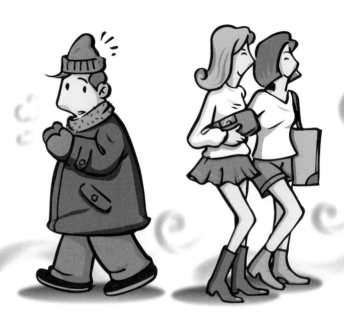

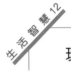

現代的女孩子很喜歡穿短褲短裙，
連冬天亦這樣。

衣：衣服該是這樣穿

這樣很容易引起宮寒，
影響月經，甚至生育。

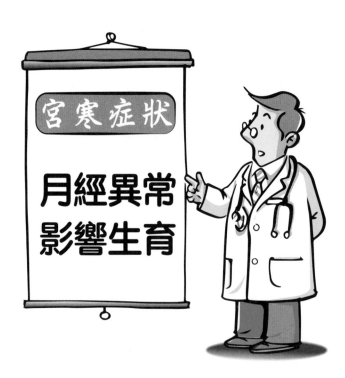

宮寒症狀

月經異常
影響生育

你想健康嗎？其實好簡單

食

不能輕忽的
飲食習慣

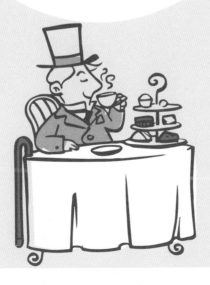

上善若水，

地球上 70% 的物質是水，

它無聲無痕，不求回報為我們服務。

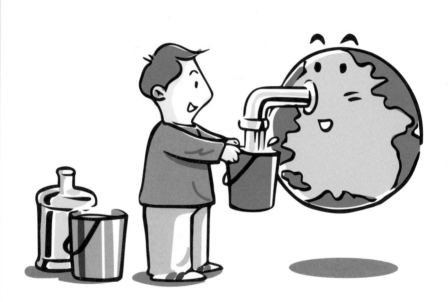

你想健康嗎？其實好簡單

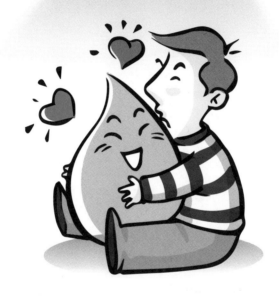

我們應該好好地對待水。

食：不能輕忽的飲食習慣

我們人體 70% 是水，
所以正確地喝水，
與喝好的水是非常重要！

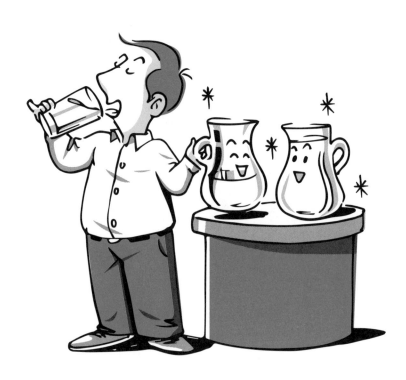

你想健康嗎？其實好簡單

那麼甚麼才是好的水呢？
古人說：「一方水土養一方人」，
所以當地的水便是最好的水。

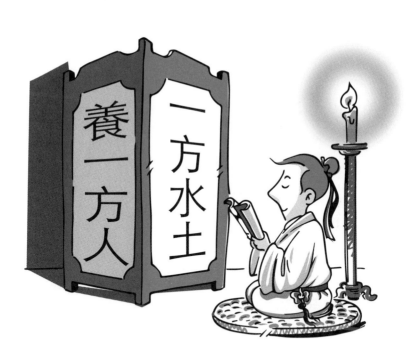

食：不能輕忽的飲食習慣

但是，今天水的來源地，
有可能已經嚴重污染。
城市供應的自來水，為了防止細菌感染，
用了氯氣消毒，這樣的水是毒水，
水源含有重金屬。

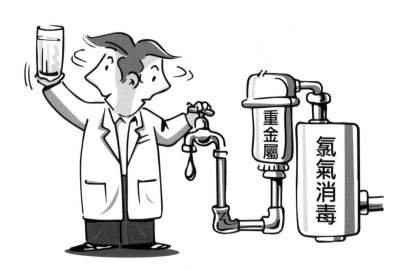

你想健康嗎？其實好簡單

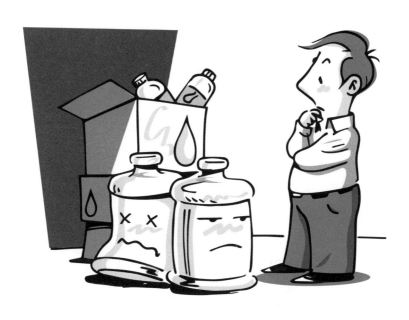

許多人在市場上買純淨水喝，
純淨水是經過蒸餾的水，它是死水，
而裝的塑料瓶子含塑化劑。

食：不能輕忽的飲食習慣

所以最好的水是經過

適合當地水質的過濾器，

除去氯氣與重金屬而過濾的自來水。

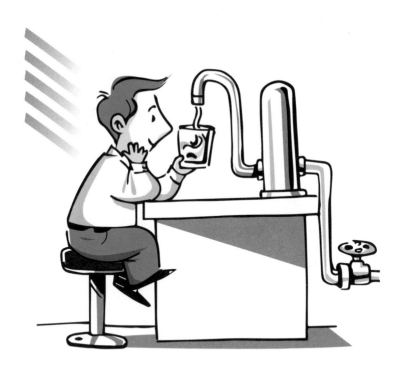

你想健康嗎？其實好簡單

喝水的時間也非常重要：

　　一、早上起床後

　　二、午飯前半小時

　　三、晚飯前半小時

　　四、睡覺前。

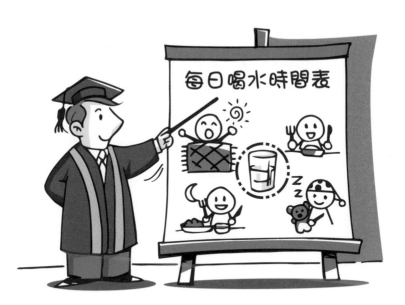

每日喝水時間表

食：不能輕忽的飲食習慣

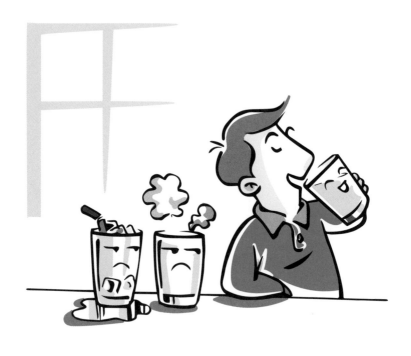

喝水最好喝溫水。

你想健康嗎？其實好簡單

由於排出體外的汗與尿液都是熱的，
如果喝冷水或冰水，
便會消耗了我們身體的能量。

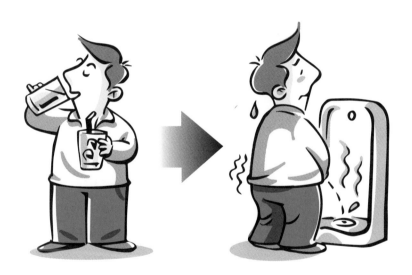

食：不能輕忽的飲食習慣

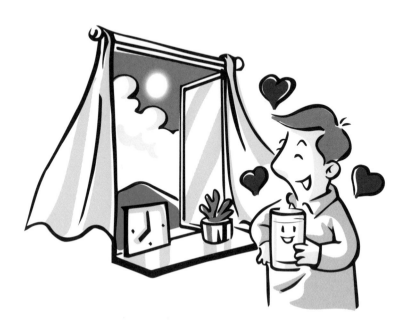

早上喝一杯水時，

最好對水說：「謝謝你，我愛你！」

這不單是尊重水，

亦會改變你的心情。

你想健康嗎？其實好簡單

午飯與晚餐前的一杯水，

可以幫助起動胃的功能，

令人有飽腹感，

從而可減少食慾和少吃一些食物。

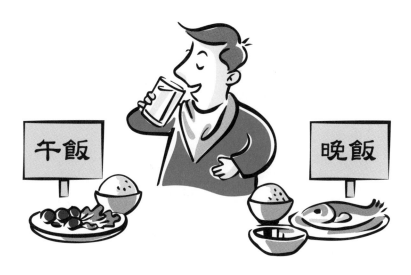

午飯　晚飯

食：不能輕忽的飲食習慣

當我們睡覺的時候，

正是我們的腦與肝工作的時候，

再加上心臟與肺的工作，

我們需要水分來幫助它們，

所以睡前喝一杯水是很重要的。

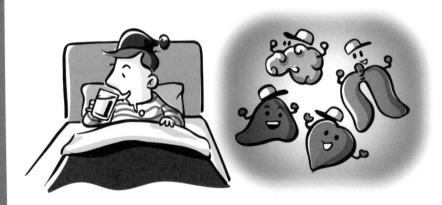

你想健康嗎？其實好簡單

在其他時間可以不斷少量地喝水，

不要等到口渴後才喝水。

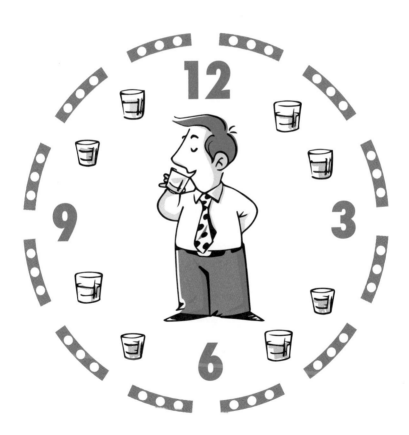

食：不能輕忽的飲食習慣

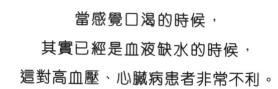

當感覺口渴的時候，
其實已經是血液缺水的時候，
這對高血壓、心臟病患者非常不利。

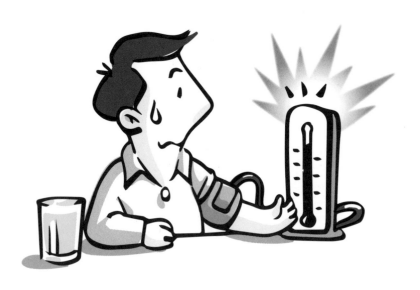

你想健康嗎？其實好簡單

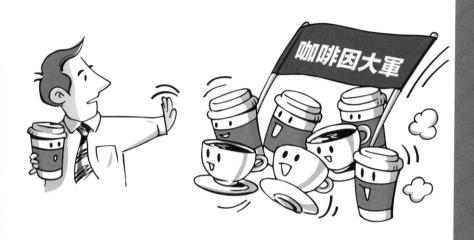

今天人們有喝茶、咖啡、果汁等

飲料的習慣，

一天最好不喝超過兩杯茶與咖啡，

因為它們含咖啡因。

食：不能輕忽的飲食習慣

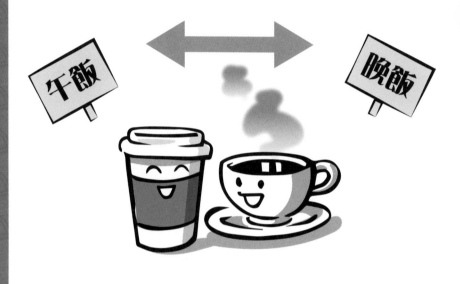

午飯　←→　晚飯

生活智慧 26

喝茶與咖啡最好在兩餐之間。

你想健康嗎？其實好簡單

英國人有喝下午茶的傳統，
下午三點喝一杯茶、吃一些點心，
令人非常開心。

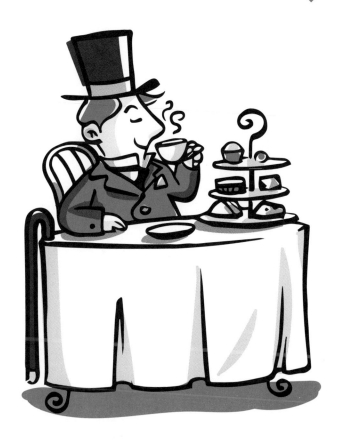

食：不能輕忽的飲食習慣

如果喝茶，

春天喝花茶，夏天喝綠茶，

秋天喝烏龍茶，冬天喝紅茶。

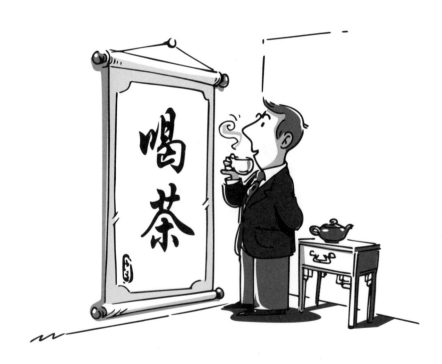

你想健康嗎？其實好簡單

如果以一天來計算，

上午喝綠茶，

下午喝烏龍茶，

晚上喝紅茶或黑茶。

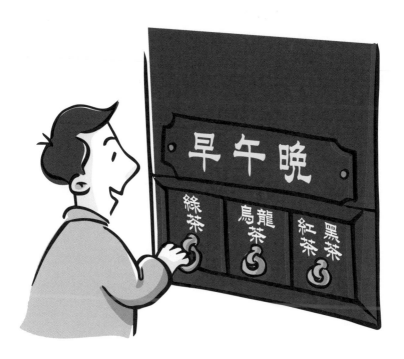

食：不能輕忽的飲食習慣

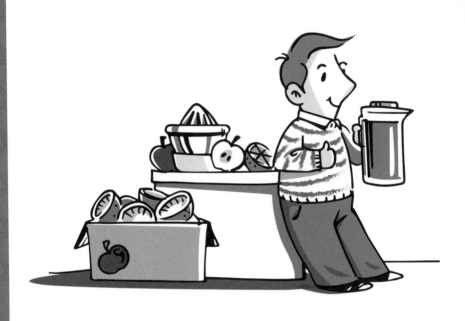

果汁必須喝現榨的，

超市買的果汁是已經氧化的飲品。

你想健康嗎？其實好簡單

如果我們把蘋果的皮切了，
蘋果肉很快會變黃，
因為已經氧化了。

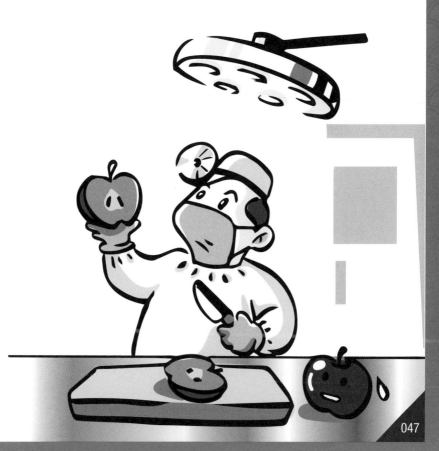

食：不能輕忽的飲食習慣

人體的 16% 是油。

油脂有三大類：

飽和油、不飽和油和轉化油。

當然還有不屬於以上的地溝油。

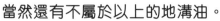

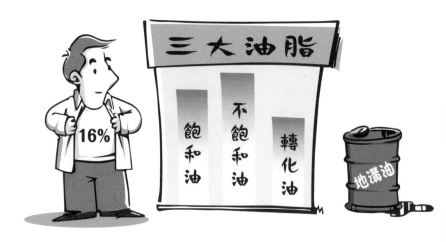

你想健康嗎？其實好簡單

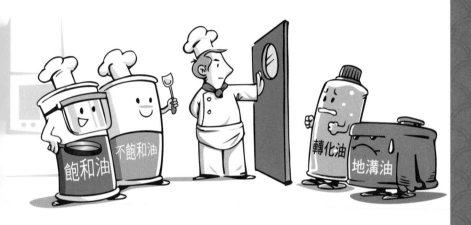

飽和油用來作高溫的料理，
不飽和油用來作低溫的料理，
轉化油與地溝油不適合作任何料理。

食：不能輕忽的飲食習慣

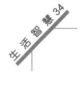
還有要注意生產油的方式，

凡是壓榨的油多是好油，

因為它們是自然的。

凡是提煉的油多不是好油，

因為它們已經氧化了。

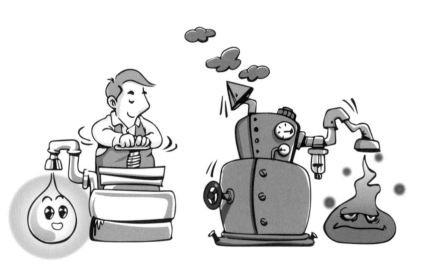

你想健康嗎？其實好簡單

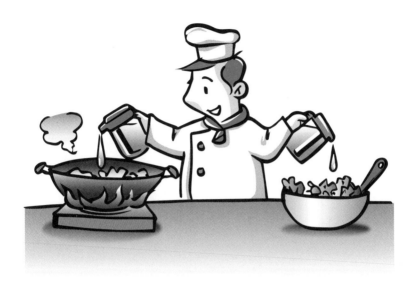

有些油適合高溫，

有些油只適合低溫，

所以在用餐的時候要正確地選擇。

食：不能輕忽的飲食習慣

吃飯的時間，如果一天吃三餐，

早餐在七點左右，

午餐在十二點左右，

晚餐在六點左右。

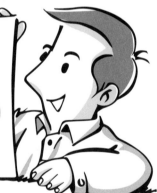

吃飯時間表

早餐：7:00AM
午餐：12:00PM
晚餐：6:00PM

你想健康嗎？其實好簡單

幾萬年前，人類多處於吃不飽的狀態。

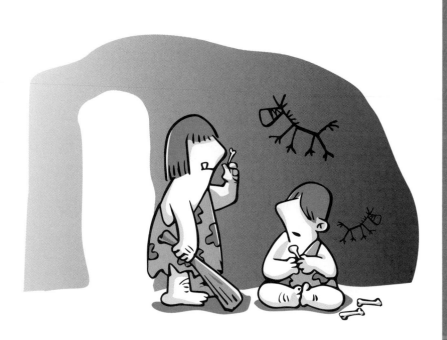

食：不能輕忽的飲食習慣

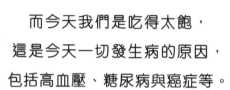

而今天我們是吃得太飽，
這是今天一切發生病的原因，
包括高血壓、糖尿病與癌症等。

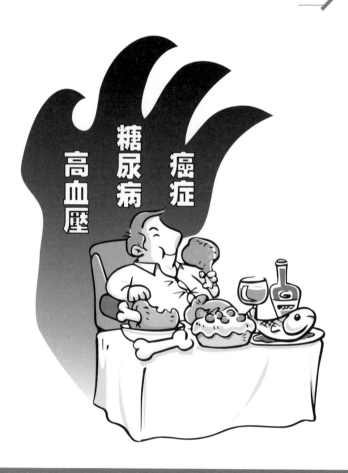

你想健康嗎？其實好簡單

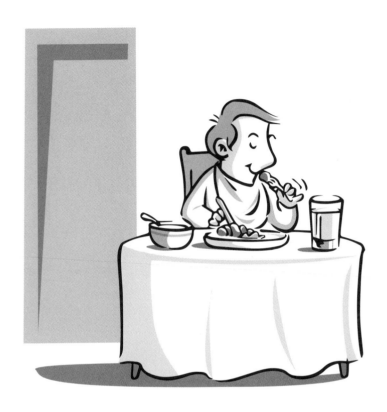

所以吃飯只能吃七到八分飽，
並要細嚼慢嚥。

食：不能輕忽的飲食習慣

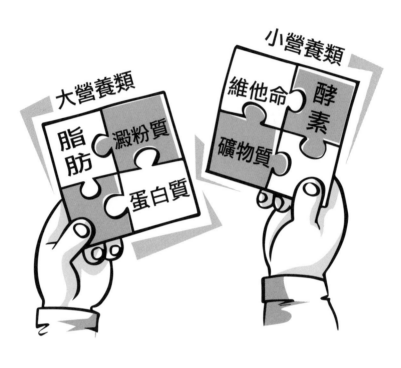

食物裏含有**大營養類**與**小營養類**，
大營養類包括：脂肪、澱粉質、蛋白質，
小營養類包括維他命、礦物質與酵素。

你想健康嗎？其實好簡單

今天的飲食方式是
大營養太多而小營養不夠。

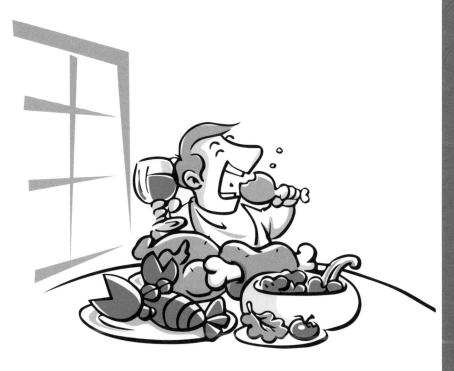

食：不能輕忽的飲食習慣

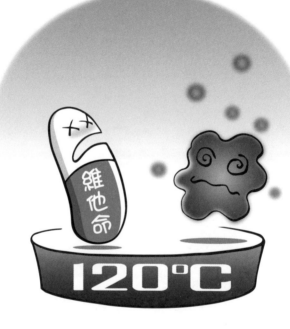

維他命在攝氏 120 度就會受破壞，
酵素在攝氏 60 度以上也受破壞。

你想健康嗎？其實好簡單

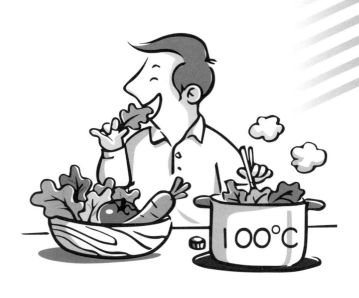

蔬菜裏含有大量的維他命與酵素，

所以最好是生吃、水煮或白灼，

因為水的最高溫度不過攝氏 100 度。

食：不能輕忽的飲食習慣

但是水煮太久的話，
維他命與酵素也會受破壞，
油的溫度是攝氏 180 度，
所以避免煎炸的食物，
若油炒的要加點水。

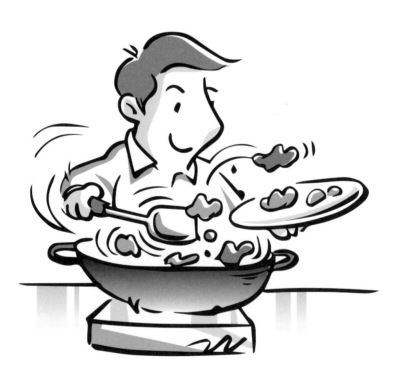

你想健康嗎？其實好簡單

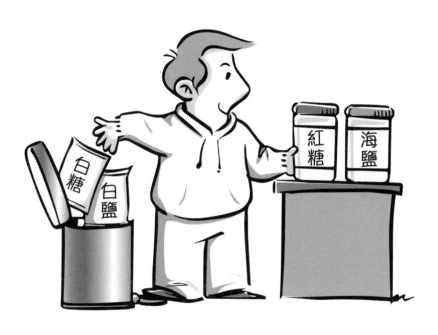

請立刻用原始的

粗海鹽與天然的紅糖或黑糖，

因為它們含有大量人體需要的礦物質。

食：不能輕忽的飲食習慣

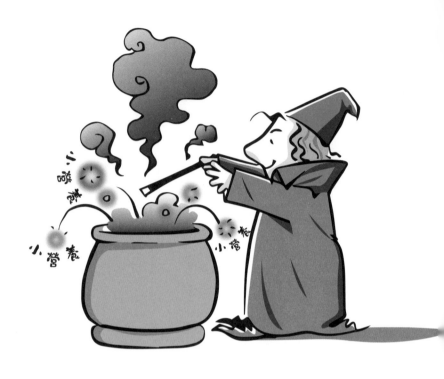

生活智慧 44

我們用來調味的白鹽與白糖

是最不健康的東西，

因人們為了來美化，

把它們提煉成漂亮的白色，

而犧牲了許多珍貴的小營養。

你想健康嗎？其實好簡單

請注意我們的調味料、醬油、醋等。

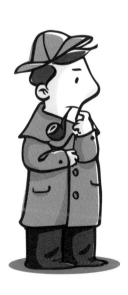

食：不能輕忽的飲食習慣

請細看包裝食物後面幾乎看不見的說明，
即食物標籤。
預先包裝好食物須列明熱量及
七種規定要標示的營養素
（即蛋白質、總脂肪、飽和脂肪、
反式脂肪、碳水化合物、糖和鈉）。

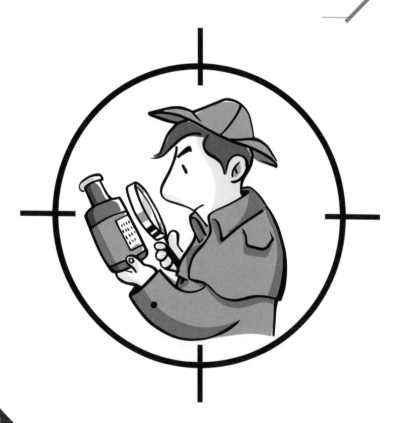

你想健康嗎？其實好簡單

含有化學調味劑、色素、
防腐料等化工添加料，
這些多是不健康的調味料。

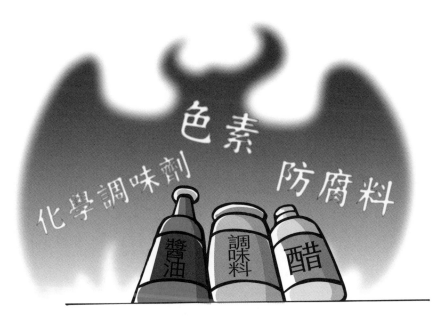

食：不能輕忽的飲食習慣

如果我們把蘋果的皮削掉一會兒，它會變黃，

因為蘋果皮裏有抗氧素。

將切好的蘋果泡在鹽水中或加點檸檬汁，

可阻隔與空氣接觸的機會，防止變黃。

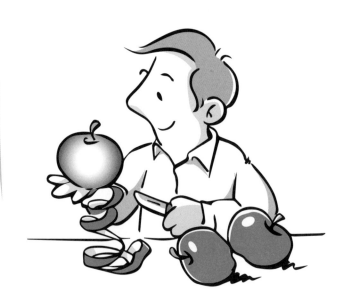

你想健康嗎？其實好簡單

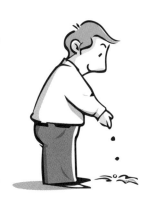

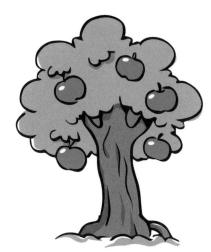

生活智慧 48

如果我們把蘋果的籽放進土壤中，
它會生根發芽，因為它有生命力。

食：不能輕忽的飲食習慣

我們吃蘋果的時候，
把它最好的東西——皮與籽去掉，
而只吃它含糖分的肉；
所以吃水果時，
最好把皮與籽攪拌後一起吃。

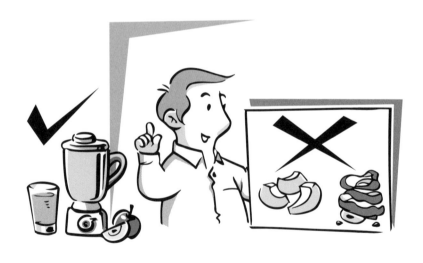

你想健康嗎？其實好簡單

蔬菜要生吃或略以水煮，
這樣才能吸收我們缺乏的小營養。

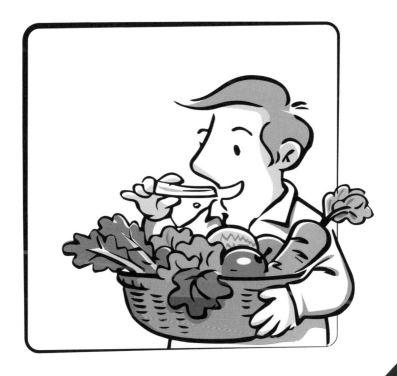

食：不能輕忽的飲食習慣

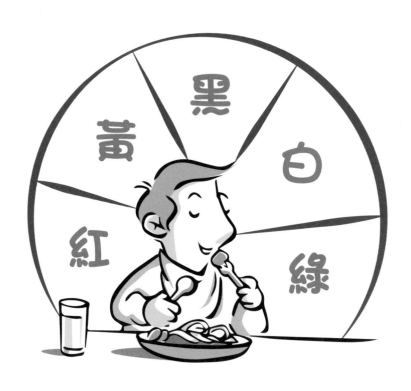

我們每一頓飯，

最好吃七分飽並要細嚼慢咽，

並盡量有紅、黃、黑、白、綠

五種顏色，以保證各種營養素的平衡。

你想健康嗎？其實好簡單

吃飯的程序要先吃蔬菜，

然後吃主食，

最後才吃含蛋白質的魚類和肉類。

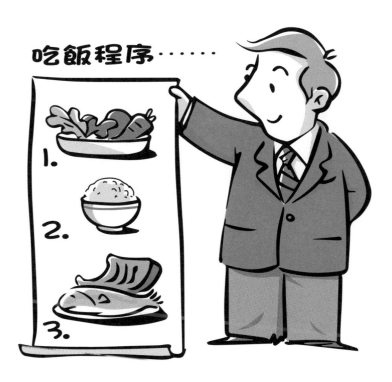

吃飯程序……

1.

2.

3.

食：不能輕忽的飲食習慣

飯後最好不要吃甜品，
特別是有白麵粉與奶製品的甜品。

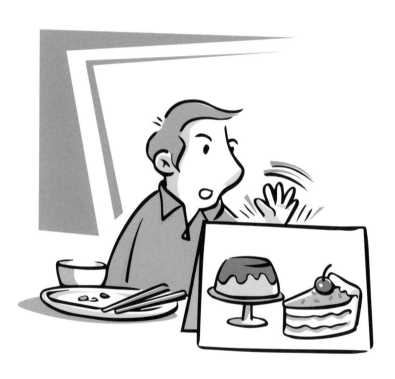

你想健康嗎？其實好簡單

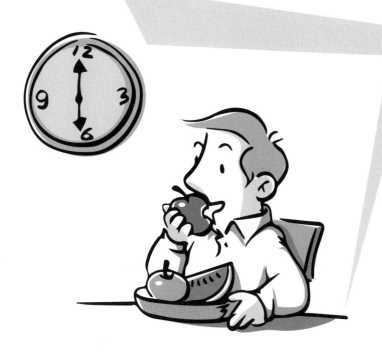

飯後也不應該吃水果，

避免水果在正餐消化中，

造成胃部脹氣引起不適。

水果應該在飯前一小時吃或者當零食吃。

食：不能輕忽的飲食習慣

晚餐可適量地喝一些酒。

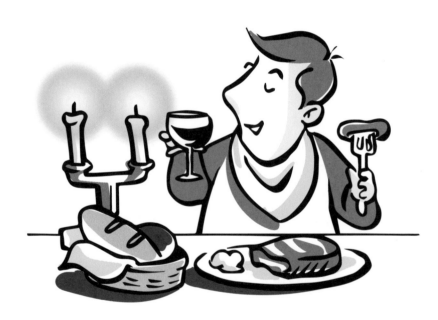

你想健康嗎？其實好簡單

因為酒可幫助消化、去腥味與活血。

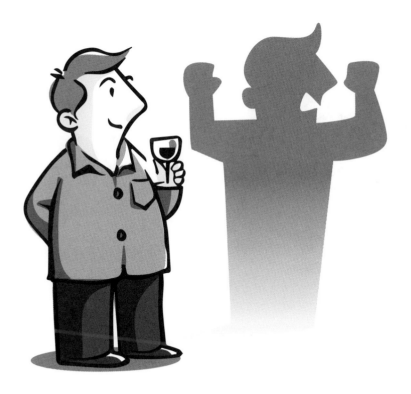

食：不能輕忽的飲食習慣

但不能過量，過量會傷肝。

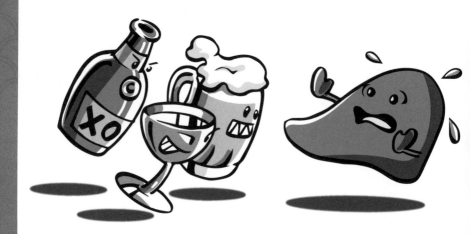

你想健康嗎？其實好簡單

住

家宅
平安之道

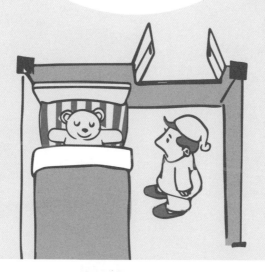

一般人講起住都會講風水，
很多人以為風水是迷信，
其實風水是非常科學的，
是講風與水對住宅的影響。
風是指空氣流動，水是指濕度要適中。

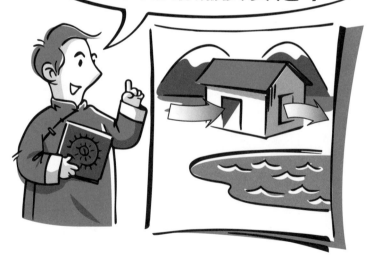

你想健康嗎？其實好簡單

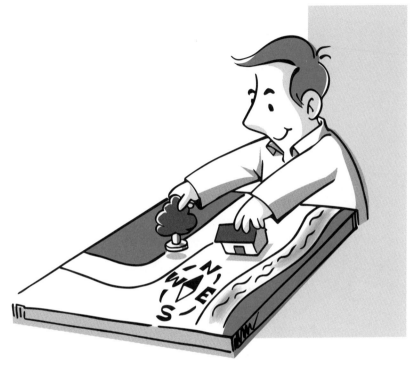

生活智慧 56

最理想的住宅是坐北向南，

東邊有條河，西邊有條路；

但是現實社會裏，

很難有這樣十全十美的房子。

所以我們需要用不同的擺設來調整，

達到以上境界。

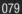

住：家宅平安之道

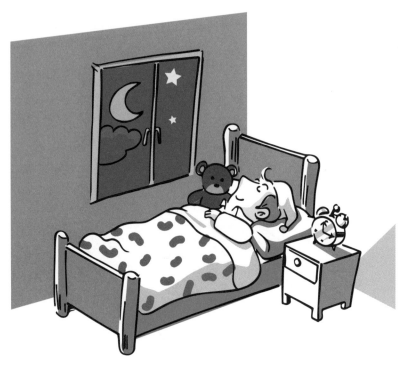

其實住宅最重要的是睡房，
因為我們平均每天有三分之一的
時間在這裏度過，
特別是在睡眠時間，
腦子處理白天的信息，
肝臟在淨化血液裏的毒素，
所以我們需要一個最好的環境。

你想健康嗎？其實好簡單

首先，睡房不應該太大，
最好在 20 至 25 平方米左右。

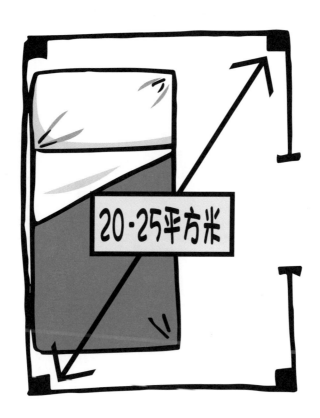

20·25平方米

住：家宅平安之道

房間裏最好不要有電器，
比如電視機、電腦、手機充電器等
會產生電磁波的東西。

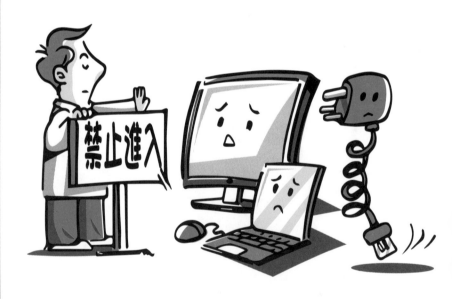

你想健康嗎？其實好簡單

床頭最好有已經抽濕的木板，
床頭首選向東，次選向北。
床頭牆的後面不能有廁所與廚房。

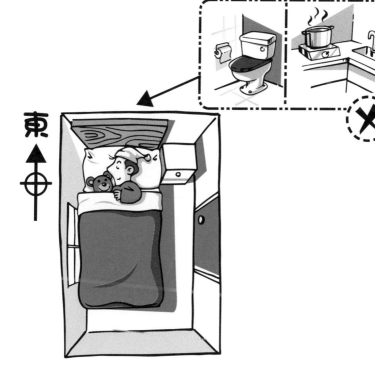

住：家宅平安之道

床腳不能對門，
房間裏要通風，
但門窗也不應對着開。

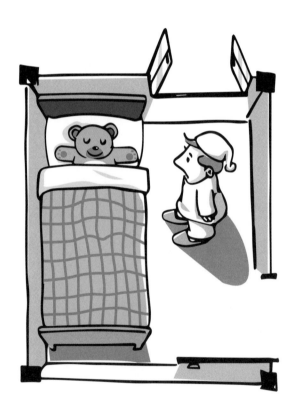

你想健康嗎？其實好簡單

房間牆壁的顏色要溫和，

不能大紅大綠，

天花不能有樑，

特別是對着床上的樑。

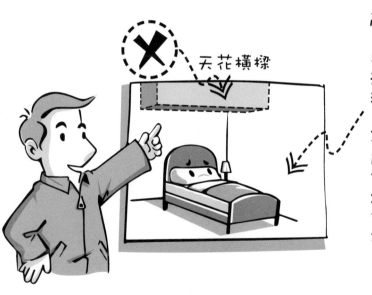

住：家宅平安之道

床上枕頭高低必須適中，
床褥不能過軟，
床被最好用純蠶絲被，
因為我們在睡覺的時候
會經過皮膚大量地排毒。

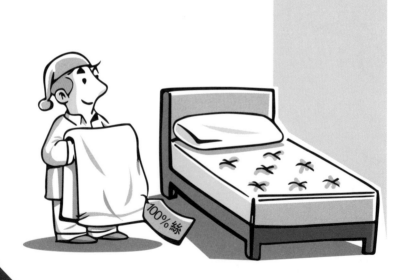

100%絲

你想健康嗎？其實好簡單

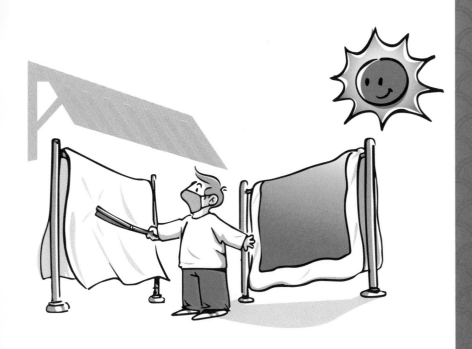

因為蠶絲被能吸毒，

蠶絲被在有太陽的時候

經常拍打但不能長時間曝曬，

可以把吸進的毒排除，

其次是用棉被，其他的不可選。

住：家宅平安之道

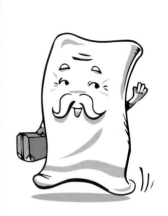
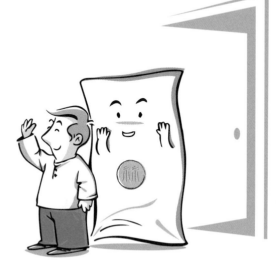

生活智慧 65

一張好的蠶絲被大概可用 7 至 8 年，
之後就應該更換，
因為它吸的毒不能全部給排掉。

你想健康嗎？其實好簡單

電熱被雖然給了你溫暖，
但這熱量是被動的，
體內毒素不容易排出。

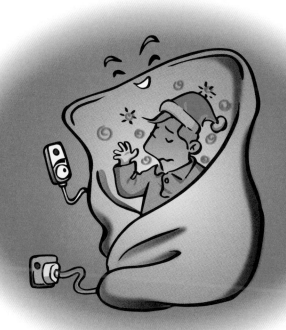

住：家宅平安之道

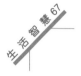

睡房裏可以擺放一些水果，
盡量少擺其他來歷不明的東西。

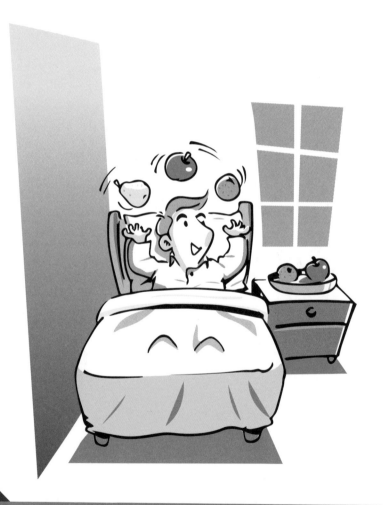

你想健康嗎？其實好簡單

行

動靜之間要注意

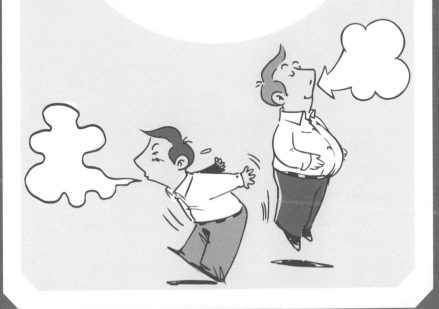

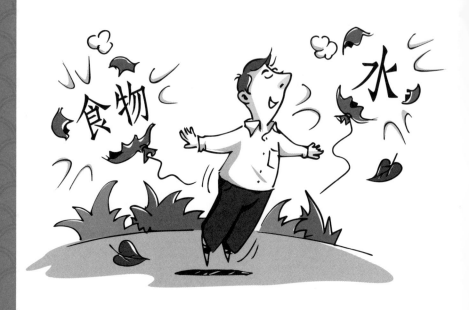

我們可以一週不吃東西，

一天不喝水還能好好的活着，

但是不能十分鐘沒有空氣，

所以呼吸是生命很重要的一個元素。

你想健康嗎？其實好簡單

我們說呼吸是先呼後吸，
吐納是先吐後納。

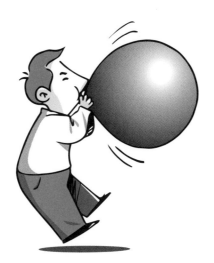

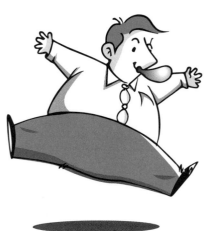

行：動靜之間要注意

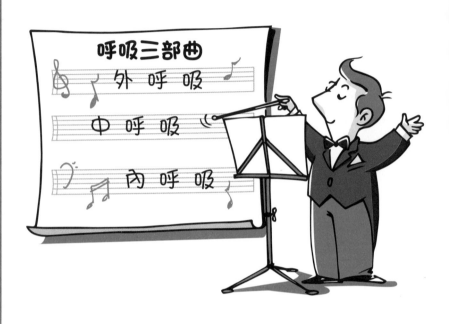

呼吸是氧氣與二氧化碳交換的程序，

呼吸由外呼吸、

中呼吸與內呼吸三部分組成。

你想健康嗎？其實好簡單

我們一般所說的呼吸是指外呼吸，
但呼氣的時候是要把肺臟內的
二氧化碳吐出。
一般的胸式呼吸只能吐出四分之一的濁氣，
所以也只能吸進四分之一的氧氣。

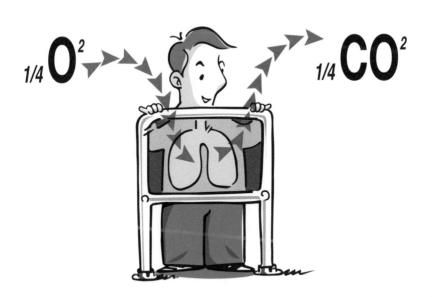

行：動靜之間要注意

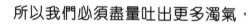

所以我們必須盡量吐出更多濁氣，
才能提高肺中的氧氣含量，
這就是一般所說的深呼吸，
亦即是腹部呼吸。

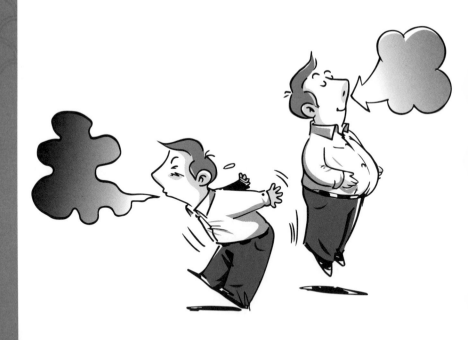

你想健康嗎？其實好簡單

如果肺中含氧氣多的話，

肺氣泡與微血管交換的時候，

便能吐出更多血液中的二氧化碳，

吸進更多氧氣，這是中呼吸。

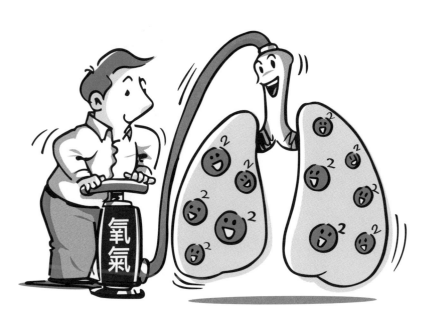

行：動靜之間要注意

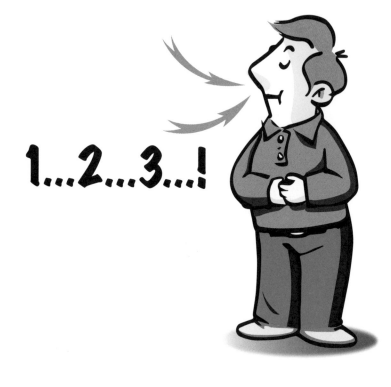

1...2...3...!

如果吸完氣後停留一下，
可有更好的中呼吸效果。

你想健康嗎？其實好簡單

當含氧量高的血液經心臟輸送

全身各處的細胞交換氧氣，

我們必須全身放鬆，

血液才能經微血管到達 60 兆個細胞，

以完成更有效的內呼吸。

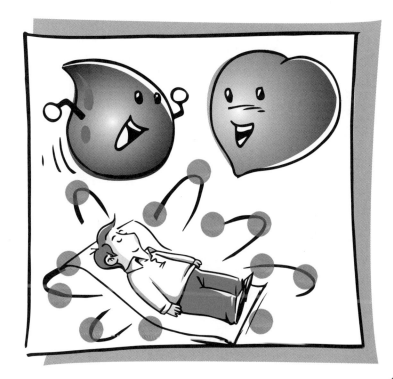

行：動靜之間要注意

有好的呼吸以外，我們更要**氣血通**。

要氣血通首先必須要

正骨、鬆筋、通脈。

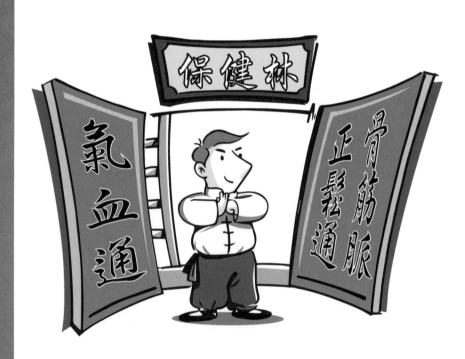

你想健康嗎？其實好簡單

現代人患骨盤不正、歪斜幾乎成通病。

這是長期喜歡翹二郎腿

或者長期用電腦而引起的。

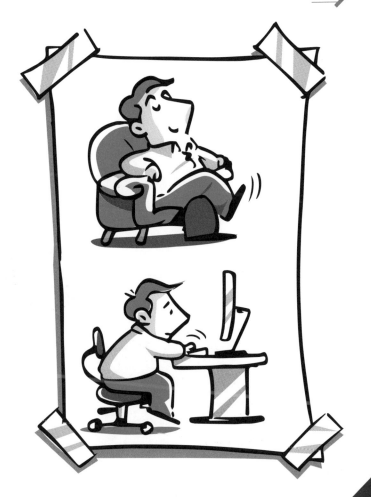

行：動靜之間要注意

為了避免長期用電腦而容易引致
坐姿不正，可以在電腦枱下
放一塊把腳墊高的東西，
最好是原木造的。

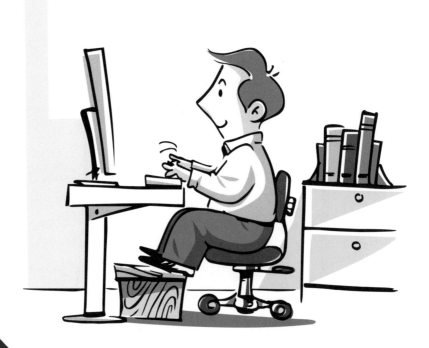

你想健康嗎？其實好簡單

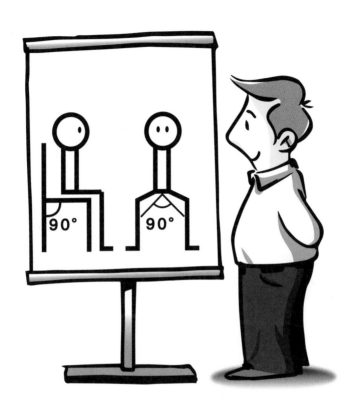

平時坐的時候要注意姿勢，

把兩腿打開成 90 度，

腰背要挺直。

行：動靜之間要注意

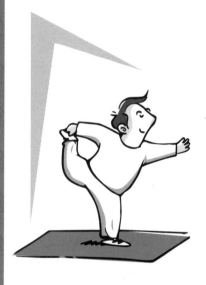
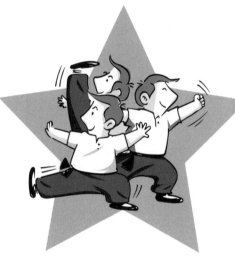

有一句話說，

拉長一寸筋，多活十年命，

練瑜伽或打武術都有很好的拉筋效果。

你想健康嗎？其實好簡單

我們都知道運動的重要性，

但是有多少人每天堅持運動呢？

其實做甚麼運動不重要，

重要的是每天都要做，

每次都要做半個小時以上。

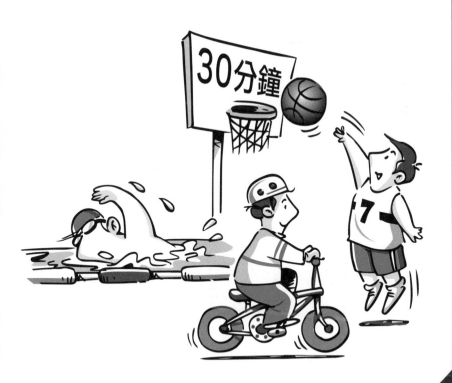

行：動靜之間要注意

運動要做有氧運動，

不要做缺氧運動，

你看見有多少運動員是長命便明白。

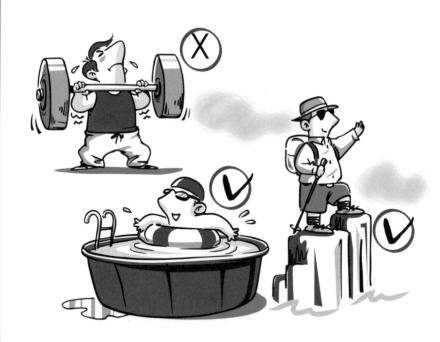

你想健康嗎？其實好簡單

20分鐘

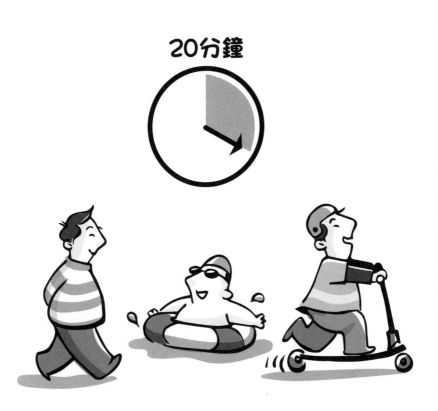

不管你是散步、游水或做其他運動，
必須要做 20 分鐘以上才有效果。

行：動靜之間要注意

連續做 40 分鐘至 60 分鐘
有非常好的效果。

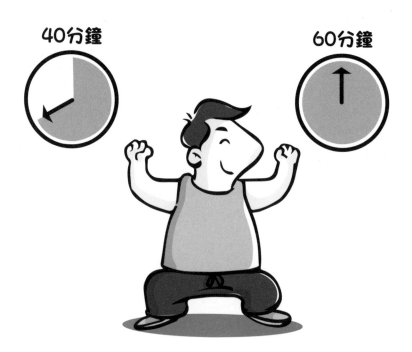

40分鐘　　　　　　　　　　　**60分鐘**

你想健康嗎？其實好簡單

做 60 分鐘至 120 分鐘
效果反而不大明顯。

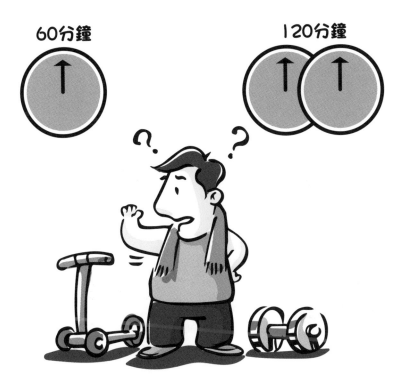

60分鐘

120分鐘

行：動靜之間要注意

做 120 分鐘以上可能有反效果，

所以運動要適量。

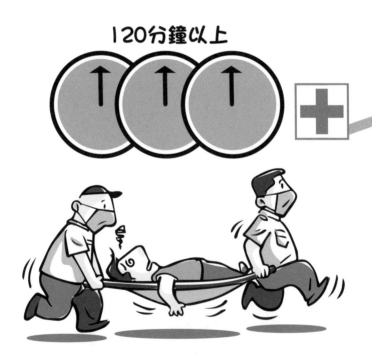

你想健康嗎？其實好簡單

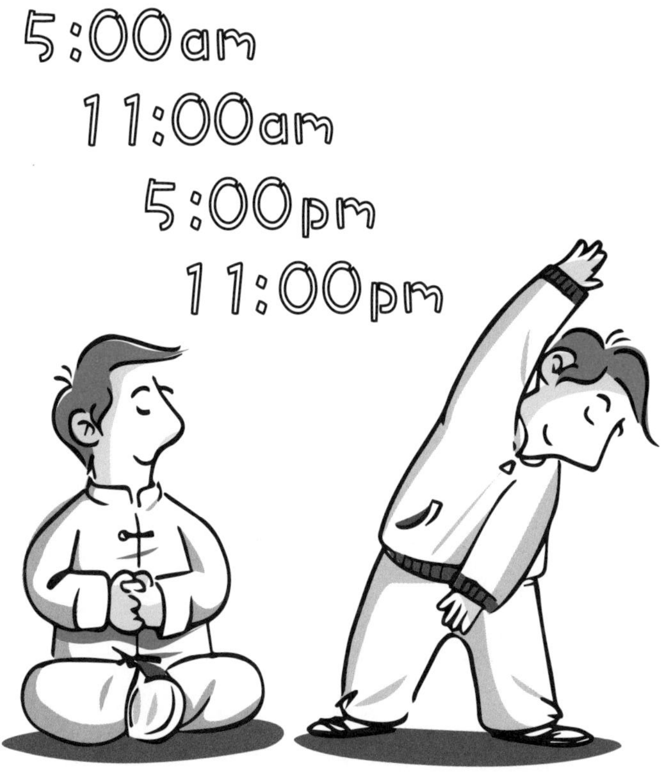

5:00am
11:00am
5:00pm
11:00pm

每天運動或者練功最佳的時間為
早上五點、中午十一點與下午五點、
晚上十一點。

行：動靜之間要注意

每天晚上最好在十點半之前上床。

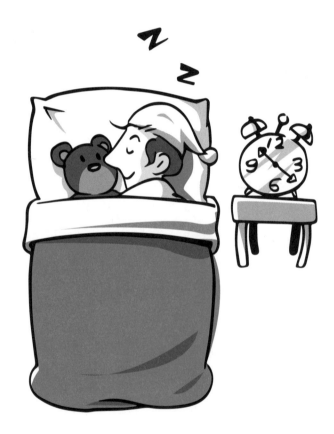

你想健康嗎？其實好簡單

因為晚上十一點到凌晨三點，

是肝膽最活躍的時候，

在血液裏的毒素必須經肝臟來解毒，

我們必須給肝臟這段時間來有效地工作。

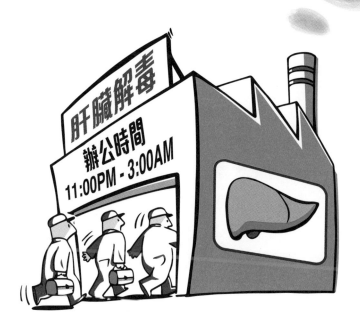

肝臟解毒

辦公時間

11:00PM - 3:00AM

行：動靜之間要注意

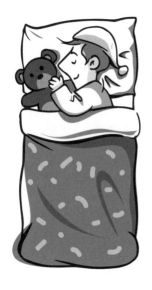
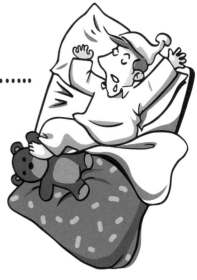

20分鐘後……

好的睡眠非常重要，
當我們上床的時候，首先向右側睡，
一方面把大量的血液向肝臟移動，
以便肝臟解毒。
側睡 20 分鐘之後，
可以按自己習慣的方式睡覺。

你想健康嗎？其實好簡單

運動後會出汗，請不要立刻淋浴。

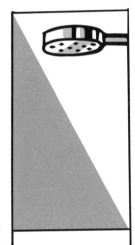

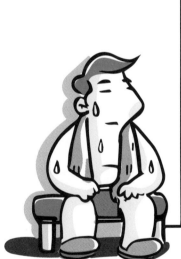

行：動靜之間要注意

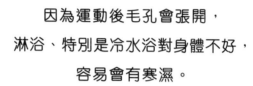

因為運動後毛孔會張開，
淋浴、特別是冷水浴對身體不好，
容易會有寒濕。

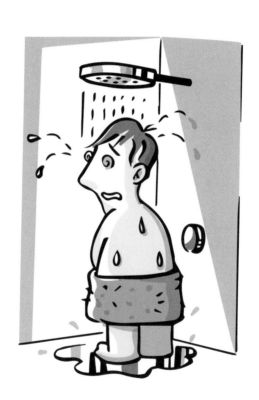

你想健康嗎？其實好簡單

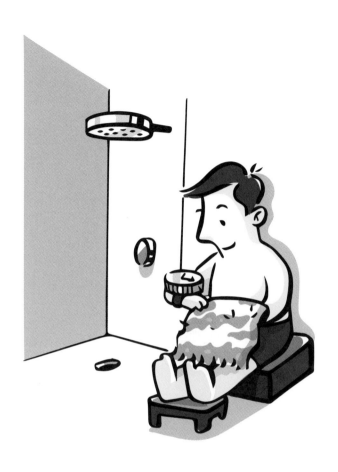

要等 20 分鐘，
待毛孔收縮後才沐浴。

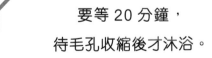

行：動靜之間要注意

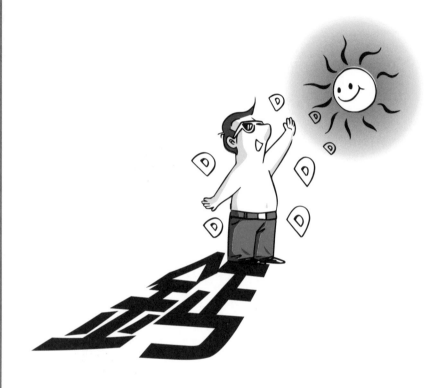

我們必須經常曬太陽，

因曬太陽可以產生維他命 D，

而維他命 D 可以幫助產生鈣，

曬太陽最好在上午十點前或下午四點後，

冬天則全日可曬。

你想健康嗎？其實好簡單

我們都知道泡腳有腳底按摩的好處，
但不可能天天出去做腳底按摩。
我們可以在家裏天天泡腳，
泡腳最好用沒有上漆的木桶，
水溫要在 40 度以上，熱水裏可加海鹽。

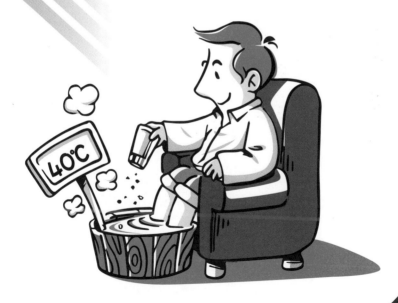

行：動靜之間要注意

泡完腳，穿上襪子再睡覺，
效果比腳底按摩更好。

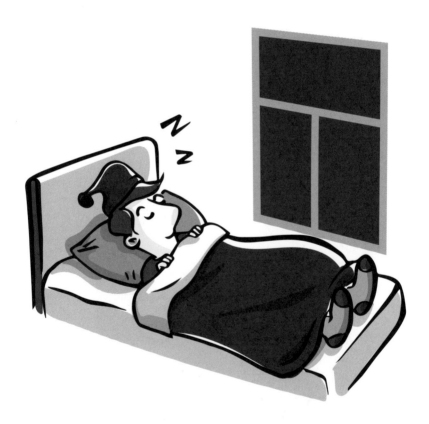

你想健康嗎？其實好簡單

氣

精神紓壓
才是王道

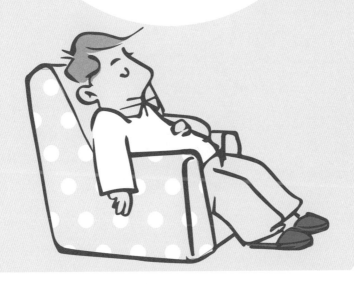

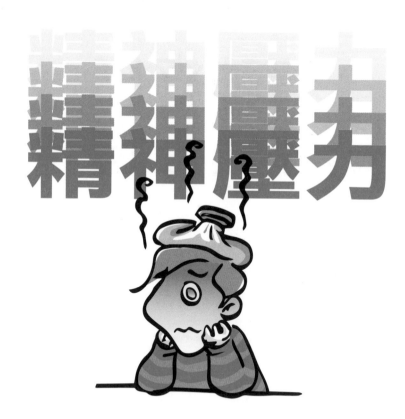

還有一個導致生病的原因是精神壓力。

精神壓力

你想健康嗎？其實好簡單

精神壓力的起因是貪與懶。

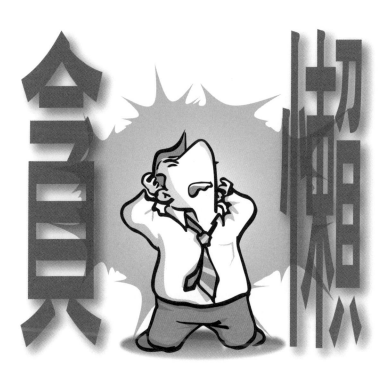

氣：精神紓壓才是王道

所以我們必須找幾個
可以幫助我們釋壓的方案。

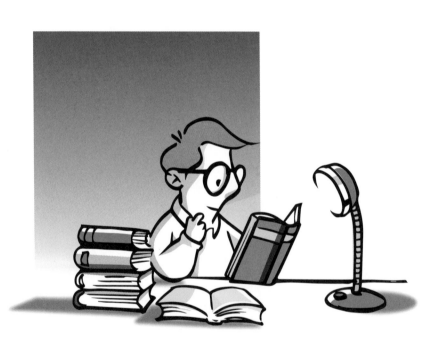

你想健康嗎？其實好簡單

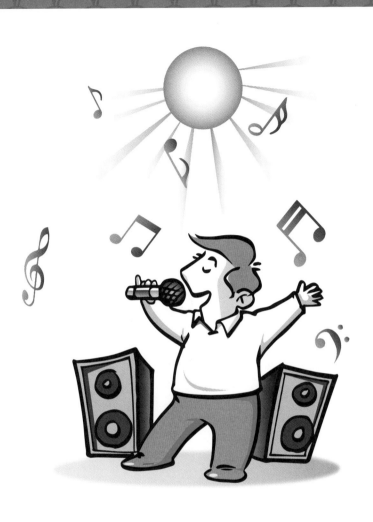

唱歌是最好、最簡單的釋壓方案。

氣：精神紓壓才是王道

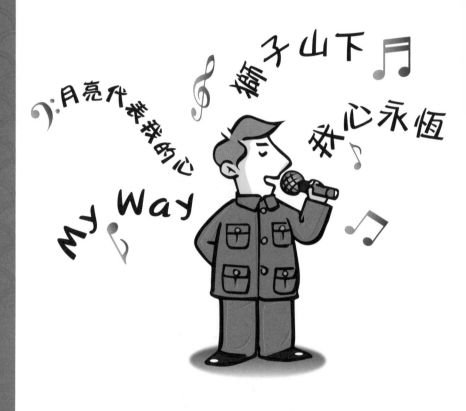

月亮代表我的心

獅子山下

決心永恆

My Way

但要唱正能量的歌。

你想健康嗎？其實好簡單

別唱悲哀的歌。

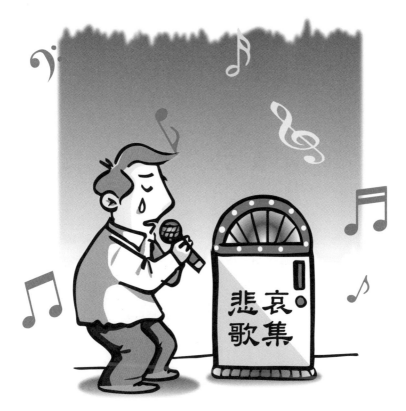

氣：精神紓壓才是王道

聽音樂亦是釋壓的好方法。

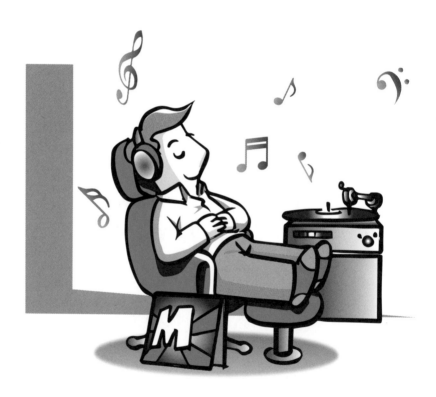

你想健康嗎？其實好簡單

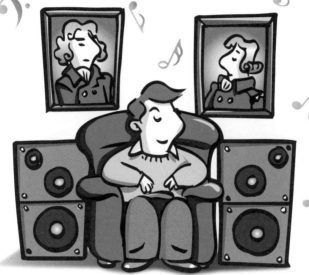

Classical Music

多聽古典音樂。

氣：精神紓壓才是王道

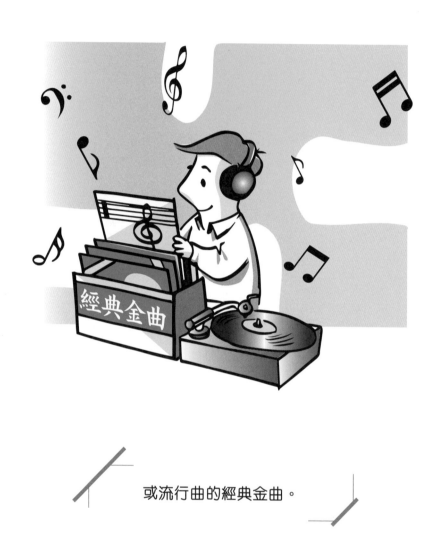

或流行曲的經典金曲。

你想健康嗎？其實好簡單

這些歌曲至今還流行是有一定的道理。

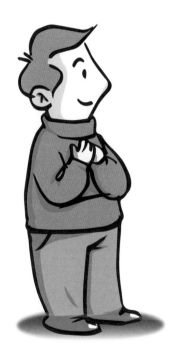

流行金曲精選

獅子山下
My Way
月亮代表我的心
父母恩
我心永恆
沉默是金

氣：精神紓壓才是王道

音樂的樂字上面加一個草花頭就是藥，
所以音樂亦是藥。

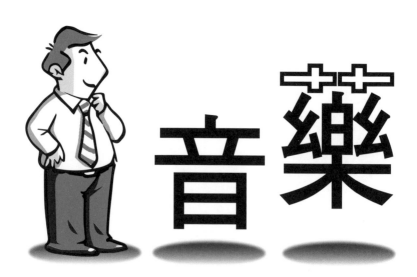

你想健康嗎？其實好簡單

快樂的樂字加一個草花頭亦是藥。

快藥

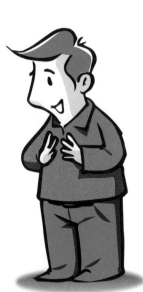

氣：精神紓壓才是王道

所以我們聽正能量的音樂

唱經典金曲，

快快樂樂過日子，是最好的藥。

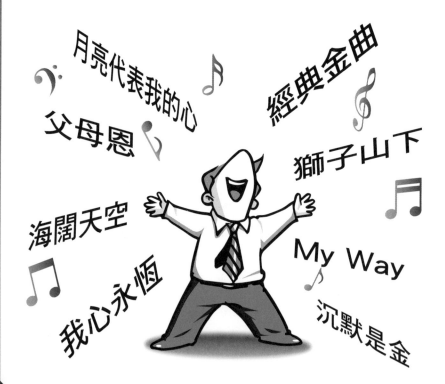

月亮代表我的心

經典金曲

父母恩

獅子山下

海闊天空

My Way

我心永恆

沉默是金

你想健康嗎？其實好簡單

適當的運動亦是釋壓的好辦法。

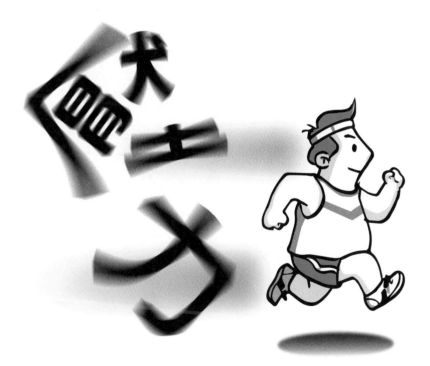

氣：精神紓壓才是王道

生活智慧101

當你緊張的時候，
深呼吸可以幫助你釋壓。

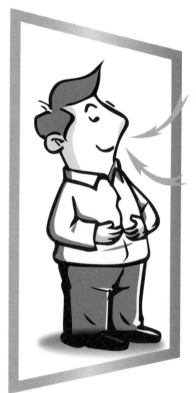
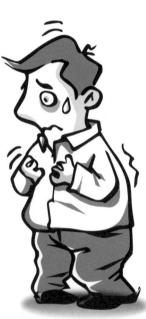

你想健康嗎？其實好簡單

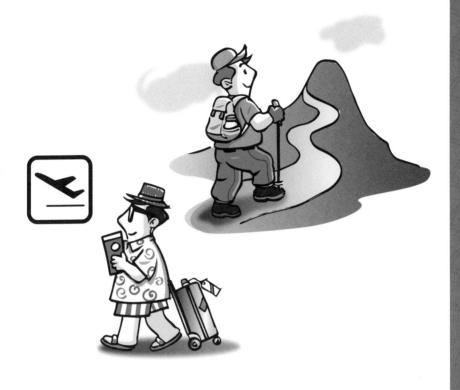

生活智慧 102

旅遊、郊外活動亦是好辦法。

氣：精神紓壓才是王道

與朋友交流亦是不錯的好辦法。

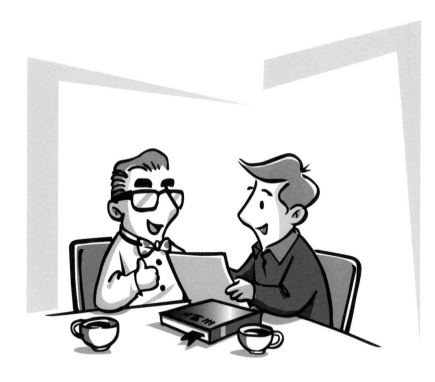

你想健康嗎？其實好簡單

培養一種嗜好有助陶冶性情。

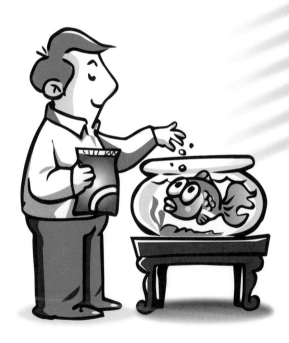

氣：精神紓壓才是王道

我們生病主要原因是來自於精神壓力。

而精神壓力的起因是因為貪與懶。

其中我們貪吃會引起不少疾病。

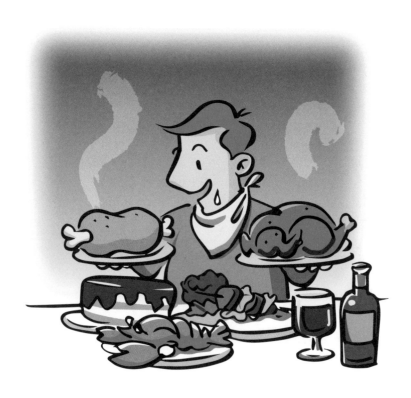

你想健康嗎？其實好簡單

貪吃會引起三高，
即血壓高、血脂高與血糖高。

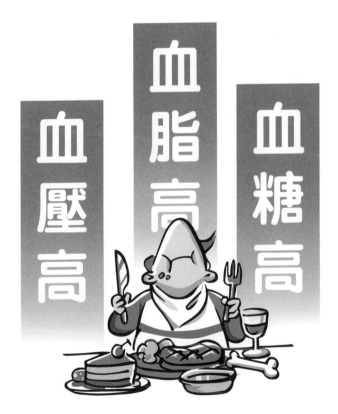

氣：精神紓壓才是王道

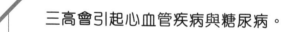

三高會引起心血管疾病與糖尿病。

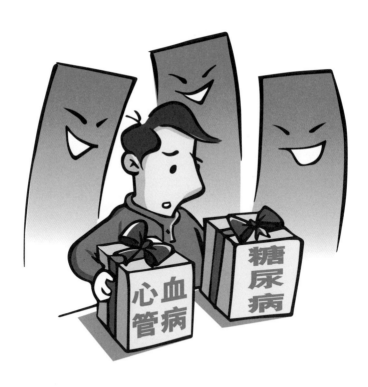

你想健康嗎？其實好簡單

即我們所說的富貴病。

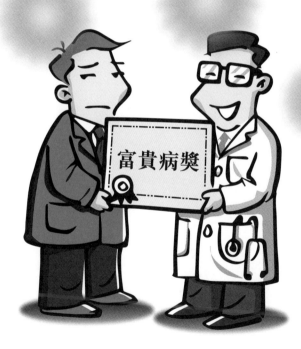

氣：精神紓壓才是王道

我們喝酒切勿貪杯。

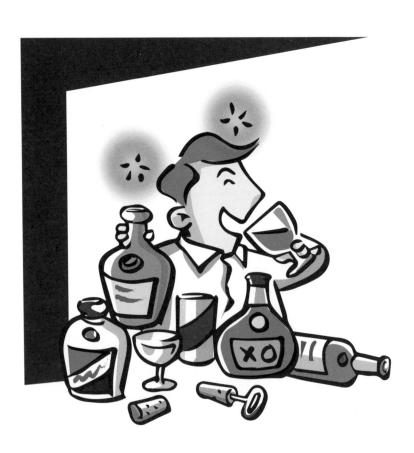

你想健康嗎？其實好簡單

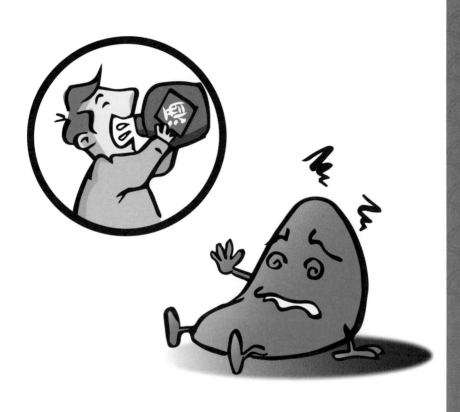

 飲酒過量會傷肝。

氣：精神紓壓才是王道

特別是心臟有病的人，請勿貪杯。

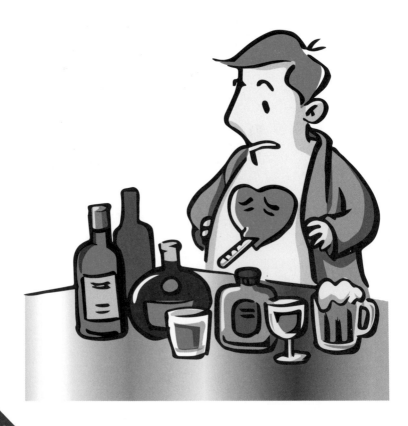

你想健康嗎？其實好簡單

貪色亦非常傷身體，
內容不需我再說。

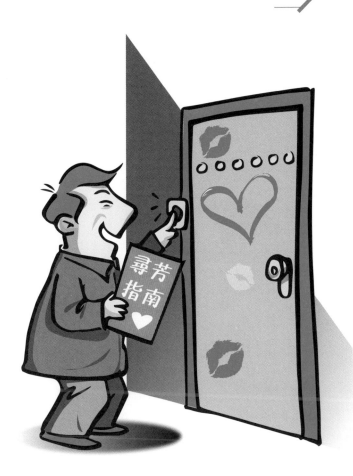

氣：精神紓壓才是王道

貪名貪利，會引起精神壓力。

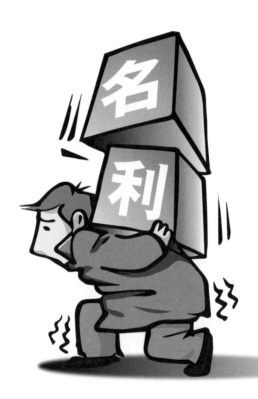

你想健康嗎？其實好簡單

精神壓力大會引起微血管收縮。

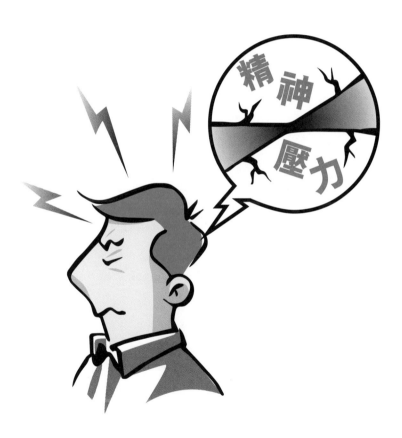

氣：精神紓壓才是王道

以致氧氣無法到達細胞。

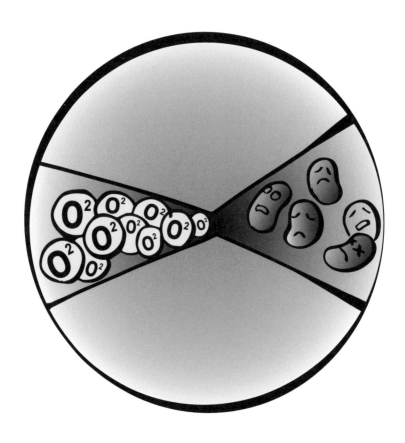

你想健康嗎？其實好簡單

把細胞內毒素排出來。

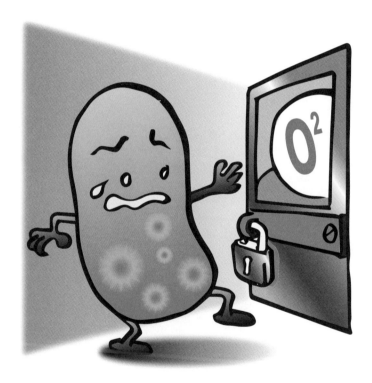

氣：精神紓壓才是王道

我們雖然知道有許多應該做的事，

但往往懶得做。

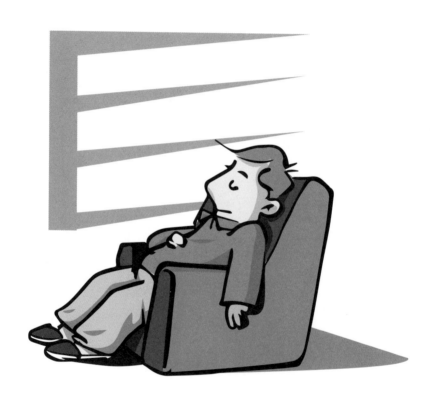

你想健康嗎？其實好簡單

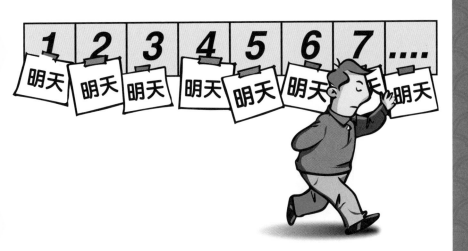

一天拖一天，
永遠有藉口等明天再做。

氣：精神紓壓才是王道

其實要健康必須要堅持一些好習慣。

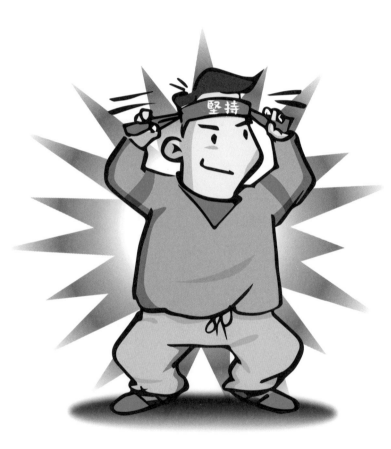

你想健康嗎？其實好簡單

理

一命二運
三風水

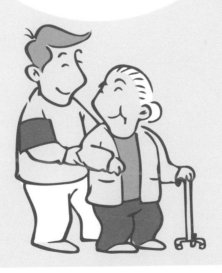

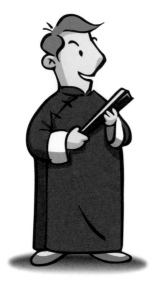

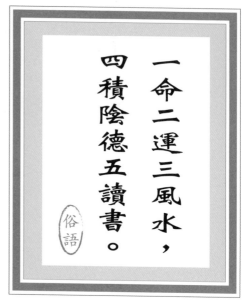

一命二運三風水，四積陰德五讀書。

（俗語）

俗語有云，
一命二運三風水，
四積陰德五讀書。

你想健康嗎？其實好簡單

一命是指，

我們人生很多事情是命中注定的。

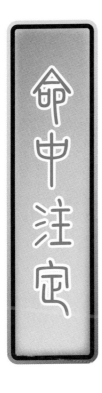

命中注定

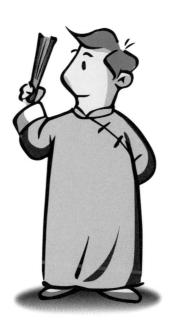

理：一命二運三風水

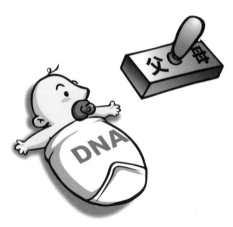

你一出世接受了你父母的 DNA。

你出生的年月時表，

受當時星座暗能量等的影響，

而決定你人生很多因素。

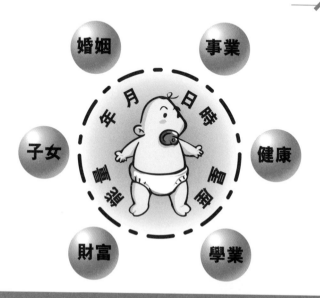

你想健康嗎？其實好簡單

你出生的地點、家庭環境，

亦會影響你的前途。

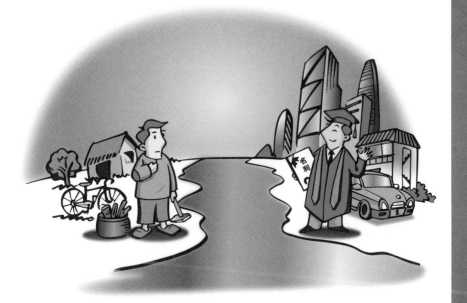

理：一命二運三風水

二運是指五運六氣。

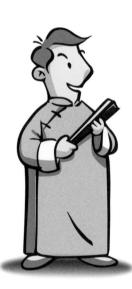

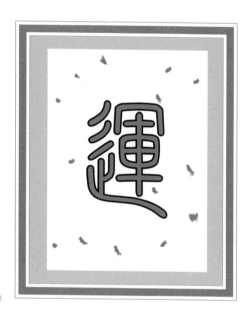

你想健康嗎？其實好簡單

五運六氣是指自然變化與我們的關係。

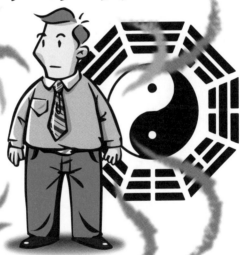

五運
金、木、水、火、土

六氣
風、火、燥、寒、濕、暑

理：一命二運三風水

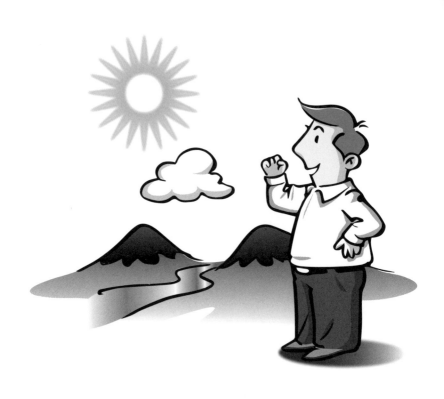

必須掌握自然韻律

才能保證自己的健康。

你想健康嗎？其實好簡單

有了健康才有財運。

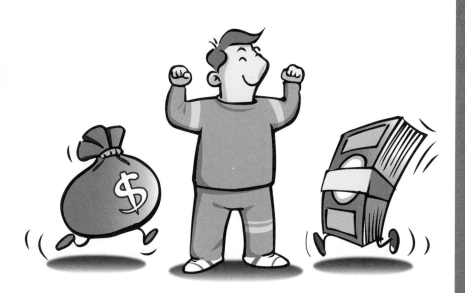

理：一命二運三風水

三風水是指住的環境與工作的環境。

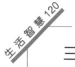

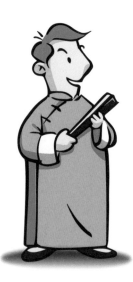

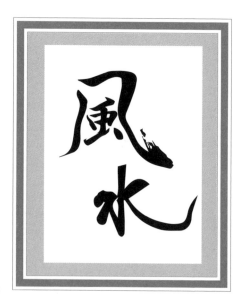

你想健康嗎？其實好簡單

居住和工作兩種環境
都要是你感覺舒適的地方。

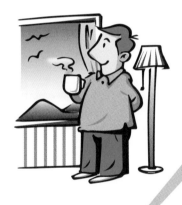

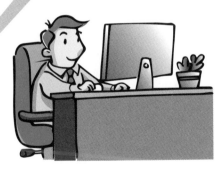

理：一命二運三風水

四積陰德是指

你平時要有一個慈悲的心。

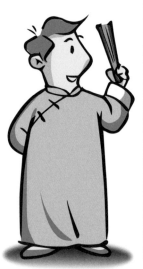

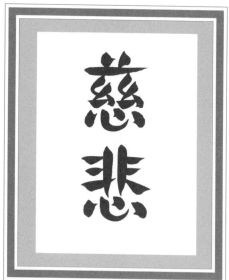

你想健康嗎？其實好簡單

好心有好報，

做多了好事就能產生一種正能量。

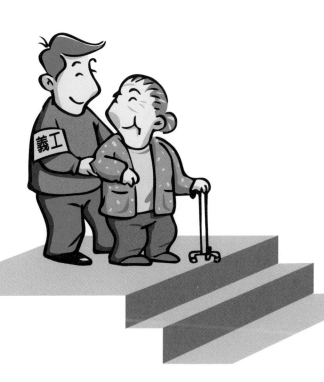

理：一命二運三風水

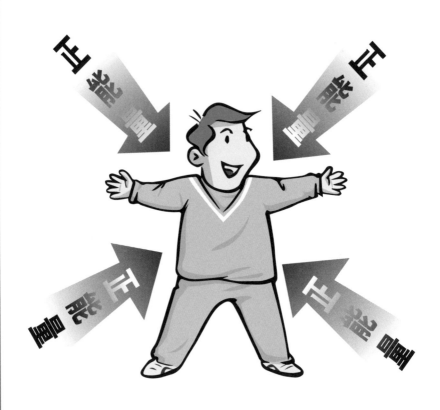

這種正能量會促進你的健康。

你想健康嗎？其實好簡單

五讀書是指如果你知識豐富，

就有能力應付各種困難，

解決各種問題。

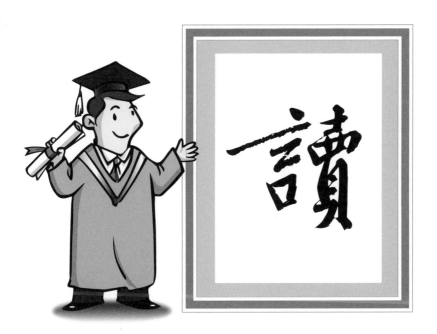

理：一命二運三風水

人生最高境界是長生不老無疾而終。

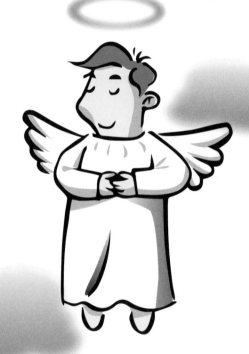

你想健康嗎？其實好簡單

總結

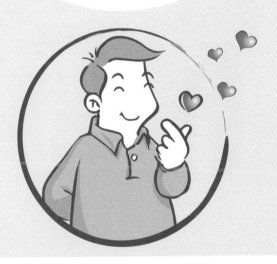

要達到健康人生其實很簡單，
只要做到以下幾點：

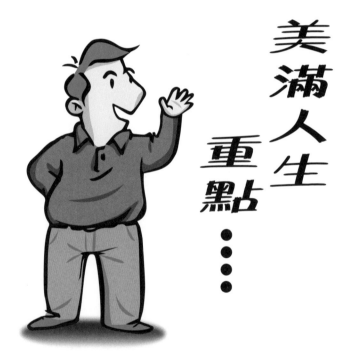

美滿人生

重點‥‥

你想健康嗎？其實好簡單

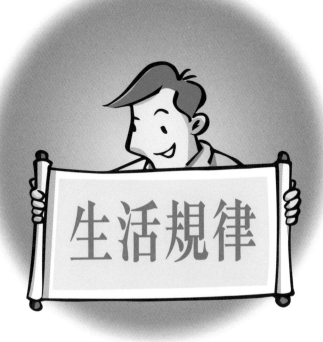

生活規律

智慧總結 01

生活要有規律。

每天晚上十一點前必須入睡。

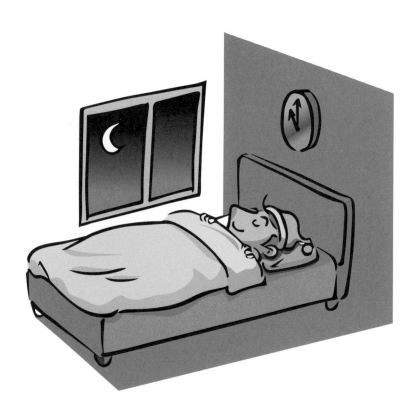

你想健康嗎？其實好簡單

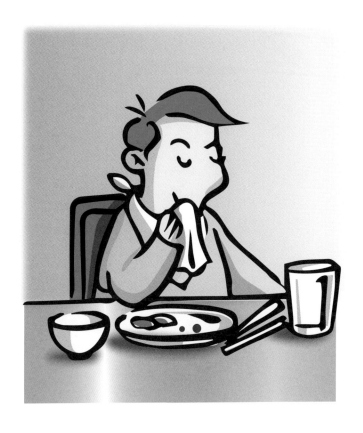

智慧總結 03

吃飯只吃七分飽。

總結

智慧總結 04

吃飯要細嚼慢咽。

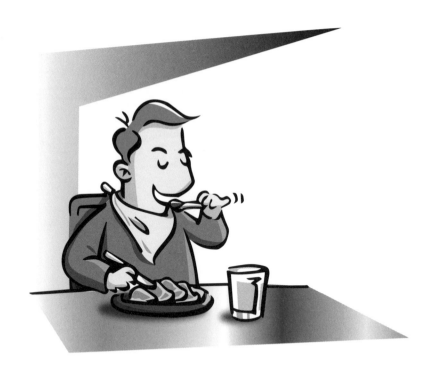

你想健康嗎？其實好簡單

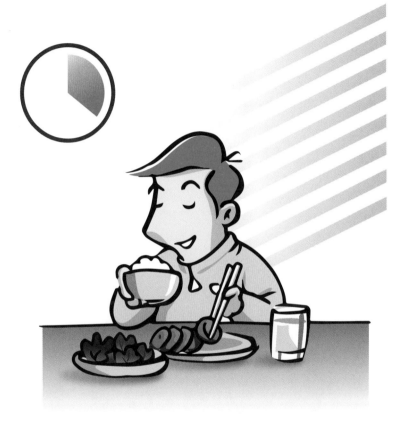

每頓飯要吃 20 分鐘以上。

定期做輕斷食。

斷食的定義為「在某一段時間內，

斷絕全部或部分食物」，

一段時間可以是幾小時、一天或數天，

依個人的狀況和目的而定。

斷食有助人體排毒，達到瘦身功效。

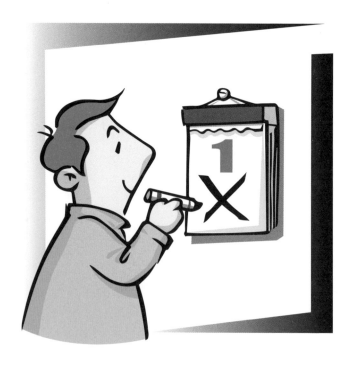

你想健康嗎？其實好簡單

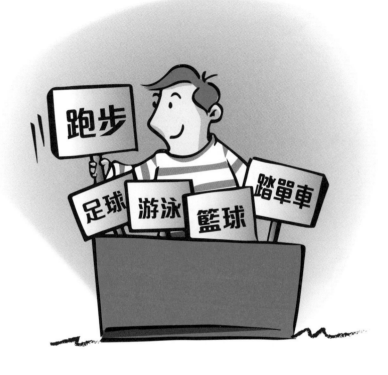

智慧總結 07

選一項喜歡的運動鍛煉身體。

總結

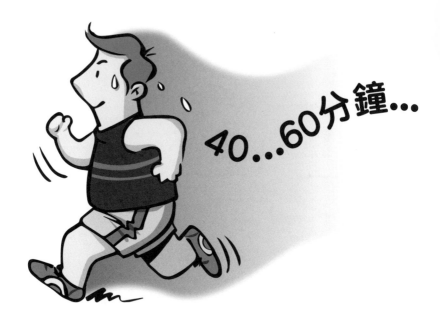

40...60分鐘...

堅持每天運動 40 至 60 分鐘。

你想健康嗎?其實好簡單

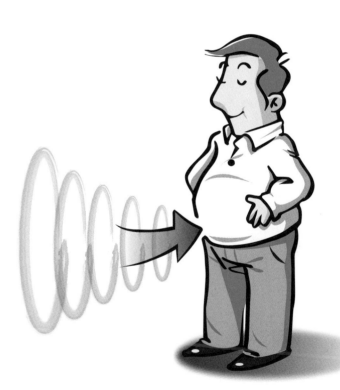

智慧總結 09

用腹部呼吸。

總結

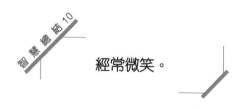

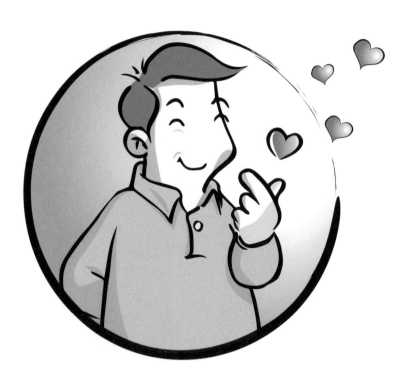

經常微笑。

你想健康嗎？其實好簡單

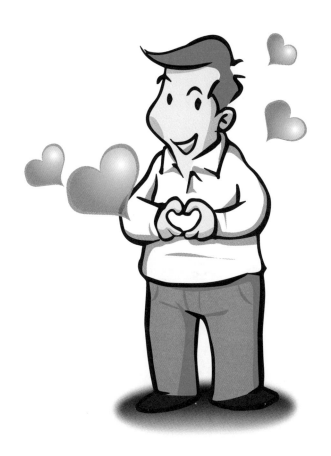

智慧總結 11

保持好心態。

總結

正確地喝好的水。

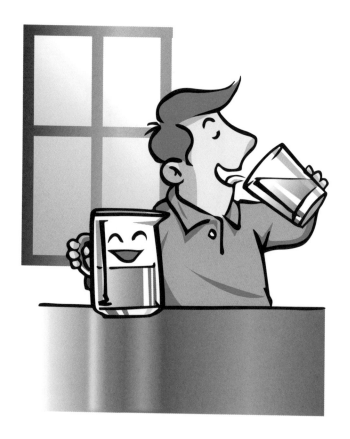

你想健康嗎?其實好簡單

盡量吃自然的食物與調味料。

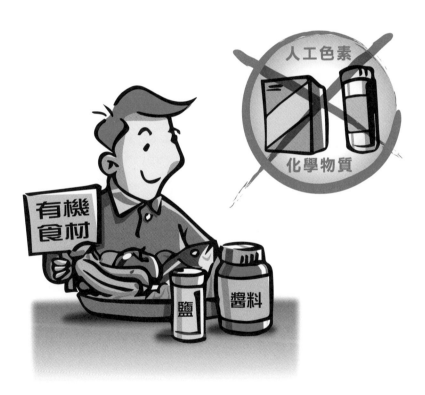

祝君身體健康萬事如意。

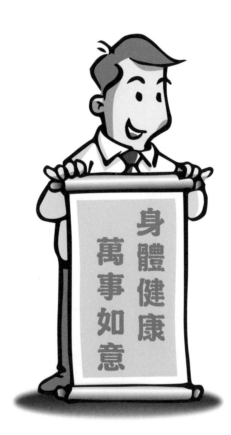

你想健康嗎？其實好簡單

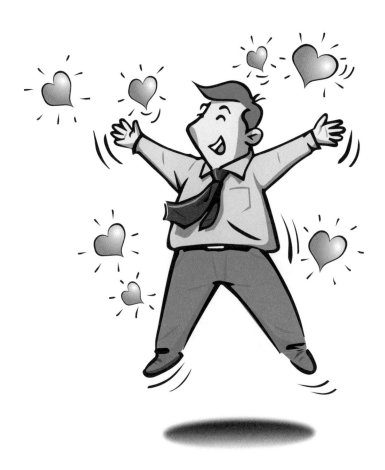

做一個快樂幸福的人。

總結

感恩之心

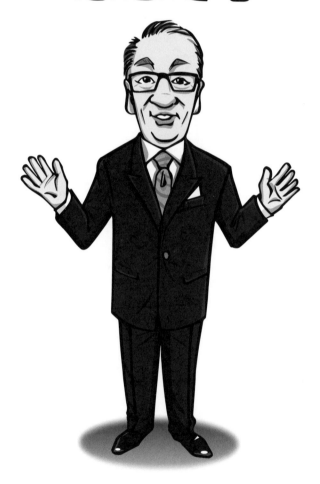

「常懷感恩之心，健康伴隨一生。」

—— 趙振國

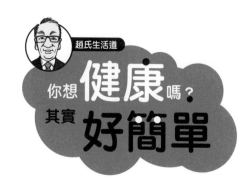

趙氏生活道

你想**健康**嗎？
其實**好簡單**

編著
趙振國

責任編輯
謝妙華

插畫
黃富華

裝幀設計
鍾啟善

排版
何秋雲

出版者
萬里機構出版有限公司
香港北角英皇道499號北角工業大廈20樓
電話：2564 7511　　傳真：2565 5539
電郵：info@wanlibk.com
網址：http://www.wanlibk.com
　　　http://www.facebook.com/wanlibk

發行者
香港聯合書刊物流有限公司
香港荃灣德士古道 220-248 號荃灣工業中心 16 樓
電話：2150 2100　　傳真：2407 3062
電郵：info@suplogistics.com.hk

承印者
美雅印刷製本有限公司
香港觀塘榮業街 6 號海濱工業大廈 4 樓 A 室

出版日期
二〇二一年一月第一次印刷

規格
大 32 開（210 × 142 mm）